阅读成就思想……

Read to Achieve

U0385965

极简
应用心理学 系列

Borderline Personality Disorder Demystified,
Revised Edition

An Essential Guide for Understanding and Living with BPD

告别紊乱的人生

写给边缘型人格障碍患者及
其家人的自救书

［美］罗伯特·O. 弗里德尔（Robert O. Friedel）◎ 著

刘彩虹　江翠 ◎ 译

Revised
Edition
修订版

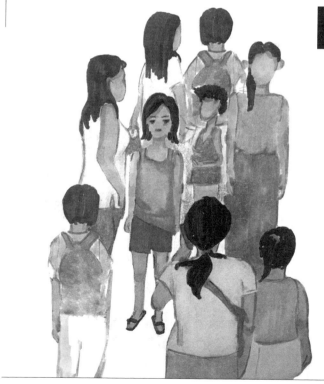

中国人民大学出版社
· 北京 ·

图书在版编目（CIP）数据

告别紊乱的人生：写给边缘型人格障碍患者及其家人的自救书：修订版 /（美）罗伯特·O.弗里德尔（Robert O. Friedel）著；刘彩虹，江翠译. -- 北京：中国人民大学出版社，2023.2
书名原文：Borderline Personality Disorder Demystified, Revised Edition:An Essential Guide for Understanding and Living with BPD
ISBN 978-7-300-31349-8

Ⅰ.①告… Ⅱ.①罗… ②刘… ③江… Ⅲ.①人格障碍－精神疗法 Ⅳ.①R749.910.5

中国国家版本馆CIP数据核字(2023)第004624号

告别紊乱的人生：写给边缘型人格障碍患者及其家人的自救书（修订版）

［美］罗伯特·O.弗里德尔（Robert O. Friedel）　著

刘彩虹　江翠　译

Gaobie Wenluan de Rensheng：Xiegei Bianyuanxing Renge Zhang'ai Huanzhe Jiqi Jiaren de Zijiushu（Xiudingban）

出版发行	中国人民大学出版社		
社　　址	北京中关村大街 31 号	**邮政编码**	100080
电　　话	010-62511242（总编室）		010-62511770（质管部）
	010-82501766（邮购部）		010-62514148（门市部）
	010-62515195（发行公司）		010-62515275（盗版举报）
网　　址	http：//www.crup.com.cn		
经　　销	新华书店		
印　　刷	天津中印联印务有限公司		
规　　格	148mm×210mm　32 开本	**版　次**	2023 年 2 月第 1 版
印　　张	10　插页 1	**印　次**	2023 年 2 月第 1 次印刷
字　　数	174 000	**定　价**	75.00 元

这本书太棒了！作者作为医学专家，清楚而感同身受地讲述了他毕生对于边缘型障碍这一疾病的治疗和研究。本书给该疾病的患者带来了希望，并极大地减轻了该疾病患者的耻辱感，让读者受到启发和鼓舞。

——约翰·冈德森（John Gunderson）
医学博士、哈佛医学院精神病学教授、麦克林医院边缘型障碍服务高级顾问

本书字里行间都展现出弗里德尔博士对边缘型人格障碍的研究热情和毕生的治疗经验。本书既为患者及其家人提供了有关该疾病的必要信息，又对相关领域（如神经生物学）、该疾病的治疗等做了最新的概述，二者做到了极好的平衡。

——克里斯蒂安·施马尔（Christian Schmahl）
医学博士、德国曼海姆中央心理健康研究所心身医学和心理治疗系教授兼主任

当我需要有关边缘型人格障碍的最佳和最新信息时，弗里德尔博士便是我的首选。他对这一疾病的研究热情和理解，使这本书成为确诊患者及其家人的必备书籍。

——兰迪·克雷格（Randi Kreger）
《亲密的陌生人：我们如何与边缘型人格障碍患者相处》（*Stop Walking on Eggshells*）和《边缘型人格障碍患者亲友实用技巧指导手册》（*Stop Walking on Eggshells Workbook*）合著者及 BPDCentral.com 网站所有人

这本书的内容丰富，对患者及其家人充满共情，它消除了对边缘型障碍的误解，用丰富的知识取而代之，从而让患者获得有效的帮助。本书清晰、简洁，可读性强，不仅对边缘型障碍患者及其爱的人有帮助，而且对想要更多了解这一疾病和患病感觉的心理健康专业人士都有帮助。

——约翰·利夫斯利（John Livesley）
医学及哲学博士

本书的特点是感性而又充满科学知识，是一本对边缘型人格障碍的概述性书籍。弗里德尔博士既对患者充满关怀又极具权威，他结合不断增加的相关科学文献并从动人的人文情怀视角来解读这一具有挑战性的临床综合征，这在本领域是难得一见的。

——肯尼思·S. 肯德勒（Kenneth S. Kendler）
医学博士

这是一本重要的书籍。它既是边缘型人格障碍患者的必读书目，也是其亲密之人的必读书目。

——埃米尔·F. 科卡罗（Emil F. Coccaro）
医学博士、芝加哥大学精神病学和行为神经科学系 E.C. 曼宁 [1] 教授

弗里德尔博士简练而有条理地汇编了所有你需要知道的有关边缘型人格障碍的最新信息，包括疾病原因和治疗方法等。此书通俗易懂、内容翔实且吸引人。

——拉里·J. 西弗（Larry J. Siever）
医学博士、西奈山医学院 [2] 精神病学教授兼心境和人格障碍研究项目主管

弗里德尔博士曾亲自照顾边缘型人格障碍患者，针对患者做过重要药物学研究，组织过许多国家级研讨会来教授这一疾病的相关知识。读者翻阅此书时会发现，弗里德尔博士真正地与这一问题共存，并清晰地将其展现给大众。

——S. 查尔斯·舒尔茨（S.Charles Schultz）
医学博士、明尼苏达大学精神病学系教授兼系主任

总算有帮助了！边缘型人格障碍患者及其亲朋好友现在终于可以轻松地理解这一令人困惑的医学神经生物学疾病，并了解应该如何寻求帮助了。弗里德尔博士将几十年的研究和临床经验浓缩在这本信息满满的书中。读者将在本书中读到有关这一疾病的诊断、可能原因、患者受影

---

[1]　为教授职位名称。——译者注
[2]　2012 年改名为西奈山伊坎医学院（ISMMS）。——译者注

响的神经通路、药物治疗、心理治疗及充满希望的未来的章节。

——伯纳德·D. 贝特曼（Bernard D. Beitman）

医学博士、密苏里大学哥伦比亚分校精神病学系教授兼系主任

这本书应该成为所有边缘型人格障碍患者及其家人、朋友和所有参与边缘型人格障碍研究的心理健康专业人士的必读书籍。

——肯尼思·R. 西尔克（Kenneth R. Silk）

医学博士、密歇根大学医学院精神病学系教授兼临床及行政事务副主任

弗里德尔博士独家揭秘了边缘型人格障碍这一充满挑战的临床难题，为边缘型人格障碍患者及他们爱的人带来了所急需的信息——这一疾病有望得到治疗——科学数据的涌现为这一结论提供了很好的支撑。

——沃伦·T. 杰克逊（Warren T. Jackson）

哲学博士，美国职业心理学委员会成员兼阿拉巴马大学伯明翰分校精神病学及行为神经生物学系边缘型人格障碍项目成员

这本书从临床的角度丰富而如实地描述了边缘型人格障碍，让我们体会到这一疾病对其患者和家人的毁灭性影响。它不仅将帮助患者理解这一疾病，还能帮助其了解自己。

——史蒂文·塞昆达（Steven Secunda）

医学博士

诚然，如弗里德尔博士所说，在应对边缘型人格障碍时，"知识就

是优势"。而知识正是弗里德尔博士在此书中准确传递给我们的东西。

——唐·R. 舒尔特（Don R. Schulte）
医学博士

边缘型人格障碍是一种复杂多样的疾病，但是弗里德尔博士却成功地以清晰易懂的故事形式，为读者揭开了这一疾病的神秘面纱。

——哈戈普·S. 阿克斯卡尔（Hagop S. Akiskal）
医学博士、加州大学圣迭戈分校精神病学系教授兼国际心境中心主任

此书不仅是一本为边缘型人格障碍患者及其亲近的人提供的非常不错的指南，也是一本帮助专业人士增长相关知识、提升医疗干预手段的书籍。

——扎比内·赫佩茨（Sabine Herpertz）
医学博士、德国亚琛工业大学

　　近年来，在悬疑类的文学和影视作品中，经常会遇到各种各样的"人格障碍"，比如"反社会人格障碍""表演型人格障碍""边缘型人格障碍"，等等，贴上这类标签的角色往往是整部作品中最吸引观众注意力的反派或是幕后黑手，因为他们通常会表现出一些明显偏离正常的行为方式和特点，他们的出现会为整部虚构作品带来波澜起伏的高潮，诱发观众的尖叫或惊呼，甚至会让人产生"又紧张又期待"的情绪。

　　而在现实生活中，偏离常态恐怕就没有那么令人期待了，由于人格是一个人固定的行为模式及在日常活动中待人处事的习惯方式，所以因为各种诱因所致而偏离常态的人往往都会给自己和他人的生活带来痛苦和困扰，比如《告别紊乱的人生》这本书中所介绍的"边缘型人格障碍"（BPD）就是如此。

　　边缘性人格障碍这个词最早由美国人阿道夫·施特恩 (Adolph

Stern) 于 1938 年提出，当时他认为这种障碍介于精神病和神经症之间，与两类都有重叠，但又不完全一致，所以采用了"边缘"这个词。1980 年，《精神障碍诊断与统计手册（第三版）》（*DSM - III*）首次纳入这个术语。目前我们认为，BPD 至少有三个方面的特征，即"不稳定的人际关系、不稳定的情绪（包括冲动）和不稳定的自我意象"，这些"不稳定表现"的"稳定不变"恰恰就是 BPD 的基本特点。

想想看，如果我们长期生活在不稳定、空虚和无助的情绪之中，对他人既依赖又无法信任，既渴求爱又无法控制地充满敌意，很难控制我们极端而强烈的情绪和冲动，在面对分离时会出现强烈的应激反应，甚至偶尔会出现一过性的精神症状（比如解离或非真实感），那么生活会变成什么样？我们会变成什么样？我们身边的人会变成什么样？

美国近 10 年的三项大型流行病学调查研究结果表明，BPD 患者一生中共病焦虑的比率为 84.5%，情绪障碍为 82.7%，物质滥用为 78.2%，创伤后应激障碍为 30.2%，注意力缺陷多动障碍为 33.7%。正如弗里德尔博士在这本书中分享的例子，他的妹妹丹尼斯，一个平时在大家眼里"聪明机灵、有创造力、善解人意、乐于助人"的女孩子，一旦受到疾病的影响，就会"对所有人进行言语和身体攻击、薅掉自己的头发、离家出走、抑郁、企图自杀、酗酒"，最终她过早离世，让"身边所有爱她的人都感到痛苦和绝望"。陷入 BPD

是令人痛苦的，就像逆水行舟，纵使不断努力，依然很难到达目的地。

值得高兴的是，在过去的 20 年中，BPD 的精神病学研究有了一定的变化和进展，对比 2011 年和 2021 年在国际公认的综合性医学顶级期刊《柳叶刀》上发表的两篇针对 BPD 的综述就能看出，不管是在《精神障碍诊断与统计手册（第五版）》（DSM-5）或《国际疾病分类（第 11 版）》（ICD-11）中，都对 BPD 的核心特征有了更多的关注，更多地采用半结构化的访谈和自我评估工具，更多地利用前瞻性队列研究关注青少年群体，并将早期诊断和早期干预纳入治疗体系，这些都对 BPD 的干预和治疗起到了一定的效果。与此同时，也有很多优秀的专业读物，在促进大众对 BPD 的理解和认识上做出了贡献。弗里德尔博士的这本书首作于 2004 年，修订于 2018 年，不仅从边缘型人格障碍的定义、诊断方法、发展历史、可能的病因、病程进展、常见共患疾病、治疗方法以及最新研究进展等方面进行了翔实的介绍，也从他个人的切身体验出发，以共情和关怀的角度，分享了对边缘型人格障碍患者及其家人来说最关心的一些问题，以乐观的态度指出了希望，值得我们一读。

王志仁

北京大学回龙观临床医学院主任医师

北京大学副教授、博士生导师

北京医学会精神病学分会副主任委员

自 2004 年弗里德尔博士的《告别紊乱的人生：写给边缘型人格障碍患者及其家人的自救书》第一版出版以来，发生了很多事情。好消息是，自这一著作出版以来，关于边缘型人格障碍的研究，无论是在数量上还是质量上都呈爆炸式增长。第一版中仅有一项循证治疗项目，而在现在的修订版里，弗里德尔博士描述了七个专门治疗边缘型人格障碍的项目。药物疗法也取得了进步，能让我们更好地了解药物在治疗边缘型人格障碍的过程中所起的作用。此外，我们对该疾病本身有了更多的了解，包括其病程、风险因素和可能的病因。研究者们正在寻找其遗传学原因，并且在未来 10 年这类研究会加速进行。现在，我们可以获得患有此病的儿童和青少年的更多信息，为那些不知如何最好地应对孩子的这一疾病的父母带来希望。

令人高兴的是，我们的同事玛丽·扎纳里尼（Mary Zanarini）、约翰·冈德森和其他人的细致研究表明，尽管边缘型人格障碍这一疾病曾被认为是一种慢性（甚至无望得到治疗）的疾病，但实际上，该病经过几年的治疗还是能得到显著改善的。尽管有了这个好消息，但我们仍然对为什么人们会患上这一疾病知之甚少，也无法预测哪种治疗方法对特定个体最有效。即使患者情况有所改善，大多数患者的情况仍然达不到他们（和我们）的期望。因此，工作仍需继续。

那么这对我们来说意味着什么？边缘型人格障碍这一疾病对患者和他们的医生来说仍然是一个挑战。很多时候，人们认为这种疾病是一种耻辱，而这会阻碍其治疗，文献中对此有详细记载。我们最近进行了一项关于心理健康专业人员对边缘型人格障碍的态度的研究。令我们感到震惊的是，许多精神科医生和治疗师仍然对这些患者持否定态度，并贬损这一疾病。许多专业人士说他们不喜欢治疗边缘型人格障碍患者。这种态度是没有道理的，对于那些负责照顾他们的人来说尤其如此。我们经常想知道我们的患者，在得了他们不想得的并给他们带来难以言喻的痛苦的疾病的情况下是如何挺过来的。我们的患者值得更好的对待。

让我们回到《告别紊乱的人生：写给边缘型人格障碍患者及其家人的自救书》这本书中：正如我们在工作中所了解到的，对抗消极态度的最佳方法是对专业人士进行有关这种疾病的教育。弗里德尔博士之所以写这本书就是为了向所有人，包括专业人士和非专业人士传授 BPD 的知识。2004 年，这本书给我们留下了深刻的印象，从那时起，我们一直热情地将这本书推荐给我们的患者及其家人。尽管在专业文献中已经有很多关于边缘型人格障碍的文章，但其中大部分信息是非专业读者无法获得的。14 年后的今天，本书经过修订，包含了最新的研究成果，并以一种简单易懂的方式呈现在读者面前，让那些最难懂的概念也能为人们所理解。

我们在艾奥瓦大学（University of Iowa）开发和研究了情绪预测和问题解决系统培训（systems training for emotional predictability and problem solving，STEPPS），我们从这个项目中吸取的教训之一是：必须使患者有能力承担护理自己的责任并参与其中。我们教他们如何管理自己的症状，但必须由患者自己来练习并强化其新学到的技能。同样重要的是，向其家庭成员和心理健康专业人员提供教育，使他们能够帮助患者强化所学的技能，这会对患者产生积极的影响。本书为这些目标的实现提供了大量支持。《告别紊乱的人生：写给边缘型人格障碍患者及其家人的自救书》将成为患者及其支持网络中的相关人士寻求帮助的重要资源，使他们能够更好地了解这一疾病及其治疗方法。该书兼具权威性和可读性。患者及其家人很少获得他人感同身受的理解，而本书作者则极具共情，并为这一疾病的患者带来了希望，而在此前，人们认为患了这一疾病可能就没有希望了。谢谢你，弗里德尔博士。

唐纳德·W. 布莱克（Donald W. Black），医学博士

南斯·布卢姆（Nancee Blum），社会工作硕士

　　我有一个年迈的阿姨，她是俄亥俄州门托市的一位退休图书管理员。在我们去看她时，她总是让我们带着她需要的新书清单去巴诺书店——这就是 2004 年的一个夏日我们带着阿姨的最新书单去书店的原因。任务完成后，我们走到了心理学书架旁，因为很长时间里，我们一直都想看看边缘型人格障碍一栏是否有相关书籍。

　　当时，我们的家人正处于绝望之中，因为我们心爱的已成年的女儿最近被诊断为边缘型人格障碍（BPD），其实早该诊断出来的。在过去的 15 年里，我们的生活一直被动荡和混乱所吞噬，我们试图理解她这磨人的疾病并在寻求治疗的过程中痛苦地勉强活着。尽管诊断结果明显符合她的症状，但始终找不到恰当的治疗方式。所以我们一直希望找到一些资源，但一直没有找到太多——直到那个夏天，医学博士罗伯特·O.弗里德尔所著的《告别紊乱的人生：写给边缘型人格障碍患者及其家人的自救书》一书的出现。我们扫了一眼目录（从"你并不孤单：两位患者的故事"到"研究：心怀希望的根本原因"）后，便毫不犹豫地买下了这本书。

弗里德尔博士在这本书中揭秘了这些困扰人们的问题：边缘型人格障碍到底是什么；有哪些治疗和药物可以应对这种痛苦；这种疾病是由什么引起的；作为家庭成员，我们可以如何提供帮助等。我们的问题和我们对所爱之人的深切关注已经变成一座难以逾越的山峰。

对于我们来说，这本书好比一个坚固的梯子，我们开始攀登梯子来翻越这座山。

罗伯特·O.弗里德尔博士在他的书中列出了他的电子邮件地址，我们开始通过电子邮件进行交流。有了他书中的资源，加上相应的网站 bpddemystified.com，我们真正开始了解边缘型人格障碍这一疾病。

幸运的是，我们的女儿住在美国东海岸，那里可以获得一些相关的治疗。通过广泛的搜索，她开始进行深入的辩证行为疗法（dialectical behavior therapy，DBT）治疗。她选择继续用 DBT 疗法的指导原则及靶向药物来维持她的生活。

弗里德尔博士的书中包含了一些内在和重要的概念，即边缘型人格障碍确实是一种严重的精神疾病，但也确实存在有效的治疗方法，而且对我们来说最重要的是—家人的支持很重要！这是一个很好的启示。当一个家庭寻求有关这一疾病的知识时，这些知识可以帮助改变家庭的互动，以支持和促进他们所爱的人的治疗。

我们开始寻求支持，通过本书及其他来源获得了很多有关精神障碍的知识，而这些知识使我们一家人紧密团结在一起。我们首先参加了美国国家精神疾病联盟（National Alliance on Mental Illness，NAMI）和美国国家边缘型人格障碍教育联盟（National Education Alliance for Borderline Personality Disorder，NEA-BPD）的会议。NEA-BPD 有一个名为"家庭联系"（Family Connections）的项目。它包括关于 BPD 和家庭运转的最新信息和研究、基于 DBT 疗法的个人应对技巧、家庭沟通和解决问题的技能，以及帮助建立家庭成员支持网络的团体支持。"家庭联系"项目为我们提供了寻求改变的具体工具，我们通过努力学习和使用课程中教授的技能，使我们家庭的互动开始改变，而这一切都是从我们开始的。NAMI 有一个很棒的免费家庭课程，称为"家与家"，旨在帮助患者的照顾者在保持他们自身的健康的同时，理解和支持严重的精神疾病患者。它专为严重和持续性精神疾病（包括边缘型人格障碍）患者的父母、兄弟姐妹、配偶、成年子女和其他重要的人而设计。在学习了这些功能强大的课程后，我们通过培训，把这些技能教授给其他人，通过每堂课来更多地了解我们自己。

通过这个学习和培训过程，我们成为积极的志愿者和家庭教育者，致力于与这种疾病的污名和偏见做斗争。尽管对这一疾病有着几十年的研究，但是这些污名和偏见依然存在。现在，我们管理着得克萨斯州科珀斯克里斯蒂市的 NAMI 当地分会。

对于精神疾病患者来说，家人在其生活中极其重要。家人们应紧密团结在一起：当个人在健康道路上努力时，家庭可以起到帮助或使其少受伤害的作用。在许多情况下，家庭对于我们所爱的人来说是不变的。学习如何建立正确的家庭支持系统可以改变生活，而如果你已经拿起这本书，我们相信你正在寻求改变。

在我们致力于让患者家人了解边缘型人格障碍并提升对边缘型人格障碍的意识时，我们始终是弗里德尔博士的忠实粉丝：我们总是带着他的书去参加各类会议。

作为备受尊敬的临床医生、教授、研究者和编辑，弗里德尔博士持续在世界范围内介绍边缘型人格障碍。我们有幸与他一起出席了涉及 NEA-BPD 和 NAMI 的国会简报会议及关于边缘型人格障碍的 NEA-BPD 会议、NAMI 大会以及其专家焦点小组会议。弗里德尔博士同我们一样一直致力于帮助精神疾病患者康复，并与他们所爱的人分享基本知识。他广受欢迎的展示不仅体现了他的智慧，还体现了他对确诊患者及其家人的深切关怀和体贴尊重。我们相信，他的患者会认识到他的善意和关心，并认识到他理解他们的痛苦，而且具备慢慢引导他们走向健康的能力。

弗里德尔博士是我们的榜样，他毕生的时间都奉献给了那些努力理解 BPD 并摆脱其束缚的人。对家人的爱和对妹妹丹尼丝（她患有边缘型人格障碍）的特别关爱，使他甚至到退休了还一直继续他的工作，并在他这本书精彩的修订版中分享了关于 BPD 的研究和新发现。因此，我们现在将开始另一个充实的 10 年或更长时间的努力，并将这个新版本带到各类会议中去。谢谢你，弗里德尔博士，你让我们翻越边缘型障碍这座大山的梯子更加牢固了！

吉姆·霍尔（Jim Hall）
黛安·霍尔（Diane Hall）

自《告别紊乱的人生：写给边缘型人格障碍患者及其家人的自救书》第一版出版以来的 14 年间，我们对边缘型人格障碍（BPD）的认识取得了重大进展，包括边缘型人格障碍的遗传和环境风险因素、该疾病的神经生物学基础及其诊断和治疗方法的变化。大量信息导致人们对这种可能导致自残或自杀的疾病的兴趣和研究大幅增加，而据估计，该疾病影响了美国 4%～6% 的人群。例如，美国国家医学图书馆（National Library of Medicine）搜索引擎 PubMed 在"边缘型人格障碍"下列出的研究引用数量在这 14 年的时间里大约翻了一番。考虑到与该主题相关的最初 50% 的文章是在长达 70 年的时间里发表的，这种增长着实惊人。对该疾病各个方面研究的联邦和私人研究基金资助也有所增加。此外，边缘型人格障碍（我们将其称为边缘型障碍）的治疗方法与药物、心理治疗、团体和教育干预的方法也发生了重大变化和改进。

不仅仅医学界对边缘型人格障碍有了更多的关注。普通大众对边缘型障碍诊断的认识和接受度也显著提升，同时，具有该疾病治疗经验、能熟练治疗该疾病的医疗人员也大幅增加。最后，患者和家庭倡导组织（Family Advocacy Organization），例如最近成立的黑羊计划（Black Sheep Project）、美国国家边缘型人格障碍教育联盟(NEA-BPD) 和美国国家精神疾病联盟（NAMI）等组织广泛将有关边缘型人格障碍的最新信息，传播给了急需这些信息的人，以此改善他们和他们爱的人的生活。黑羊计划正在建立一个专注于边缘型人格障碍的私人基金会，通过这个基金会，新的信息可以迅速帮助人们提升对此病的认识并改进治疗方法，以使患者更容易获得治疗。

我写这本书的主要目的是对这一饱受诟病且经常被误解的医学疾病进行全面回顾。关于它的许多错误认识很少受到挑战，即使它们受到挑战，也往往无人理会。在某种程度上，关于 BPD 的错误认识越来越少，且越来越不可信，但许多错误认识仍然存在。其中最具破坏性的是边缘型障碍患者几乎总是严重丧失功能且无法治疗，并且无法对 18 岁以下的患者做出诊断，尽管 18 岁以下的人可能出现相关症状（我和其他精神科医生已经评估和治疗了许多才十三四岁或二十岁出头，但是符合疾病诊断标准的 BPD 患者）。这些和其他错误认识使患者遭受了难以忍受的痛苦，并使许多直接或间接受该疾病影响的人失去了希望，而这本来可以避免。

我的妹妹患有边缘型人格障碍，因此我对这种疾病的误解多么具有破坏性，以及这种误解会让家人感到无比痛心有切身体会（参见第 2 章）。在我妹妹的案例中，这种疾病的表现最初被认为是她故意为之，因此其伤害更大。然而，其他患者和家属的经验告诉我，和前两代人比起来，现在这种疾病更容易治疗，并且可以通过适当的护理来控制。自本书第一版出版以来，人们更有理由抱有希望。

很高兴收到本书第一版读者的来信，是这本书让他们重新找到了希望和动力去寻求具有经验的专业人士的帮助，并最终过上了幸福且卓有成效的生活。现在我希望这个修订版能帮助大家达到同样的效果。

目录

第1章　边缘型人格障碍的定义及诊断方法 ················· 001

边缘型人格障碍的症状 ································ 002

领域一：情绪管理差 ································ 003

领域二：容易冲动 ································· 008

领域三：认知和推理障碍 ···························· 015

领域四：人际关系障碍 ····························· 021

第2章　你并不孤单：两位患者的故事 ················· 027

丹尼丝 ······································· 028

身份 ·· 036

我的妹妹比阿特丽斯的回忆 ·························· 041

戴维斯夫人 ···································· 044

第3章　边缘型人格障碍的发展历史 ················· 057

边缘型人格障碍诊断的发展历程 ························ 058

边缘型人格障碍的精神分析起源 ·················· 059

边缘型人格障碍是如何成为有效诊断的 ·············· 069

边缘型人格障碍与其他疾病重叠症状的新变化 ·········· 071

边缘型人格障碍的神经生物学基础 ················ 073

边缘型人格障碍药物治疗的引入 ················· 073

针对边缘型人格障碍心理治疗的引入 ·············· 074

为边缘型人格障碍患者及其家人建立的倡导、教育和支持组

织的发展 ····························· 074

总结 ······························· 075

第 4 章　边缘型人格障碍的病因 ···················· 077

边缘型人格障碍是否有环境或生物学原因 ············ 078

风险因素 vs 病因 ························· 079

生物学风险因素 ························· 080

环境风险因素如何影响大脑 ··················· 087

生物学风险因素和环境风险因素如何相互作用 ········· 089

研究发现的主要启示 ······················ 092

第 5 章　边缘型人格的病程发展 ···················· 095

儿童边缘型人格障碍的预兆 ··················· 095

青少年边缘型人格障碍 ····················· 096

成年早期的边缘型人格障碍 ··················· 101

边缘型人格障碍的误诊 ····················· 105

边缘型人格障碍的预后 ····················· 106

治疗对结果的影响 ·· 107

麦克林医院的研究 ·· 108

如果不接受治疗或过早退出治疗会怎样 ················· 113

第6章　儿童边缘型人格障碍 ························· 115

边缘型人格障碍会影响儿童吗 ························· 116

定义儿童边缘型人格障碍 ······························· 119

有关儿童边缘型人格障碍诊断的研究 ················· 119

与边缘型人格障碍相似的其他儿童行为障碍 ·········· 125

可以给儿童下边缘型人格障碍的诊断吗 ·············· 129

尽早发现儿童边缘型人格障碍的重要性 ·············· 130

儿童边缘型人格障碍的生物学风险因素 ·············· 131

儿童边缘型人格障碍的环境风险因素 ················· 131

什么时候应该对你的孩子进行评估 ··················· 133

如何寻求专业帮助 ·· 135

如何知道你联系的心理健康专业人员是否合格 ·········· 135

心理治疗 ··· 137

底线 ·· 138

第7章　边缘型人格障碍与大脑 ··················· 139

边缘型人格障碍的核心行为领域 ······················· 141

领域一：情绪管理差 ······································· 141

领域二：容易冲动 ·· 143

领域三：认知和推理障碍 ································· 144

领域四：明显的人际关系障碍 ········· 144

在大脑层面理解边缘型人格障碍患者的行为 ········· 145

神经通路与行为之间的关系 ········· 146

大脑神经通路间的相互作用 ········· 147

神经递质与大脑功能 ········· 148

与边缘型人格障碍有关的神经系统 ········· 149

神经调节物功能障碍 ········· 160

总结 ········· 161

第8章　常见共患疾病 ········· 163

物质相关障碍及成瘾障碍 ········· 164

心境障碍 ········· 166

双相障碍 ········· 170

双相障碍的主要症状 ········· 171

注意缺陷多动障碍 ········· 174

焦虑障碍和惊恐障碍 ········· 177

创伤后应激障碍 ········· 179

进食障碍 ········· 181

其他人格障碍 ········· 183

A 组人格障碍（奇特或古怪）········· 184

B 组人格障碍（戏剧化或情绪化）········· 185

C 组人格障碍（焦虑或恐惧）········· 187

为什么共病问题很重要 ········· 189

第9章　治疗的关键要素 ……………………………… 191

　　边缘型人格障碍治疗要素 ……………………… 191

　　承担责任 …………………………………………… 193

　　寻找主治医师 …………………………………… 194

　　护理级别 …………………………………………… 195

第10章　药物治疗 …………………………………… 197

　　用于治疗边缘型人格障碍的药物 ……………… 198

　　基于神经科学的精神药物命名法 ……………… 200

　　神经安定剂和非典型抗精神病药 ……………… 200

　　氯氮平在边缘型人格障碍治疗中的特殊作用 … 206

　　心境稳定剂 ………………………………………… 207

　　抗焦虑剂和镇静剂 ……………………………… 211

　　营养剂 ……………………………………………… 211

　　如何选择药物来治疗你的边缘型障碍症状 …… 212

　　关于使用抗精神病药治疗边缘型人格障碍的个人说明 … 215

　　边缘型人格障碍药物治疗的总结性思考 ……… 219

第11章　心理治疗 …………………………………… 221

　　双重方法：药物治疗和心理治疗 ……………… 222

　　针对边缘型人格障碍的心理治疗 ……………… 223

　　展望：边缘型人格障碍心理治疗的未来 ……… 234

　　寻找治疗师的策略 ……………………………… 237

第 12 章　综合使用药物治疗和心理治疗 ⋯⋯⋯⋯⋯⋯ 239

临床治疗团队 ⋯⋯⋯⋯⋯⋯⋯⋯⋯⋯⋯⋯⋯⋯⋯⋯ 240

治疗者之间建立合作关系 ⋯⋯⋯⋯⋯⋯⋯⋯⋯⋯⋯ 241

综合治疗案例：P 女士的案例 ⋯⋯⋯⋯⋯⋯⋯⋯⋯ 244

第 13 章　当你爱的人患上边缘型人格障碍 ⋯⋯⋯⋯⋯ 251

从内部了解边缘型人格障碍 ⋯⋯⋯⋯⋯⋯⋯⋯⋯⋯ 252

应对策略 ⋯⋯⋯⋯⋯⋯⋯⋯⋯⋯⋯⋯⋯⋯⋯⋯⋯⋯ 253

敞开心扉的重要性 ⋯⋯⋯⋯⋯⋯⋯⋯⋯⋯⋯⋯⋯⋯ 254

家人的视角 ⋯⋯⋯⋯⋯⋯⋯⋯⋯⋯⋯⋯⋯⋯⋯⋯⋯ 255

家人的十项准则 ⋯⋯⋯⋯⋯⋯⋯⋯⋯⋯⋯⋯⋯⋯⋯ 260

第 14 章　研究：心怀希望的根本原因 ⋯⋯⋯⋯⋯⋯⋯ 267

从何处获得研究信息 ⋯⋯⋯⋯⋯⋯⋯⋯⋯⋯⋯⋯⋯ 267

最有前途的研究领域 ⋯⋯⋯⋯⋯⋯⋯⋯⋯⋯⋯⋯⋯ 271

哪些因素决定了边缘型人格障碍的研究 ⋯⋯⋯⋯⋯ 277

边缘型人格障碍研究经费现状 ⋯⋯⋯⋯⋯⋯⋯⋯⋯ 279

美国国家心理健康研究所 ⋯⋯⋯⋯⋯⋯⋯⋯⋯⋯⋯ 279

你如何帮助推进有关边缘型人格障碍的研究 ⋯⋯⋯ 283

后　记 ⋯⋯⋯⋯⋯⋯⋯⋯⋯⋯⋯⋯⋯⋯⋯⋯⋯⋯⋯⋯ 285

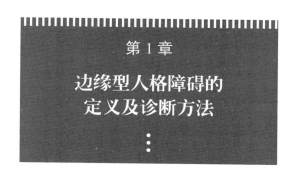

第 1 章

边缘型人格障碍的
定义及诊断方法

边缘型人格障碍（又称为边缘型障碍）的症状类型和严重程度大不相同，其病因常因发病类型和严重程度而各异。换言之，没有任何描述适用于解释人们患边缘型人格障碍的原因，以及该疾病会如何影响人们的认知、思考和行为。尽管如此，一旦理解其基本症状，患者及其家人通常可以明显看出这一疾病的确存在，并且是他们经受困难的主要原因。承认患上边缘型人格障碍是掌控生活的关键的第一步。

已有研究证据显示，边缘型人格障碍是控制特定大脑功能的某些大脑通路发生生理及化学紊乱的结果。有些患者可能生而大脑紊乱，有些则可能是因为出生后经历某些事件而出现紊乱的。美国最新调查显示，边缘型障碍影响约 6% 的群体，似乎比精神分裂症和双相障碍（biploar disorder，亦被称为躁狂抑郁障碍）更普遍。人们曾经一度认为，女性比男性更容易患上边缘型障碍，但是现在对这一观点存疑。据估计，美国约 17 个人中便有 1 个人患上边缘型障碍。

边缘型人格障碍的症状

边缘型障碍包括九种症状，被确诊为边缘型障碍的患者必须经历并表现出其中的至少五种症状。这些症状分为四组（表 1-1），人格障碍领域的专家将这些症状称为"行为维度"或"行为领域"。

表 1-1	边缘型人格障碍的四个行为领域
1	情绪管理差
2	容易冲动
3	认知和推理障碍
4	人际关系障碍

大部分边缘型障碍患者不会同时具备以上四个行为领域中的所有症状（每个领域包含若干不同症状），但大多数患者在每个领域都至少有一种症状。我的很多患者认为，将症状分为四个领域能使他们更容易认识和记住自己的症状和后果。总体来说，边缘型人格障碍患者可能具有夸张做作、高度情绪化和情绪不稳定的特征。

领域一：情绪管理差

许多边缘型障碍领域专家认为，情绪管理困难是其他很多边缘型人格障碍症状的背后推手。如果一个人患上边缘型障碍，他的情绪变化会很快，但自己却很难准确感知并表达自己的情绪反应，特别是对那些不愉快的事件。你可能经常因为日常事件而出现情绪过度反应。但是，有时候，你的情绪反应可能一开始比普通人平淡，之后才会出现过度反应。以下描述了情绪管理差的其他几个主要症状指标。

情绪起伏大且不稳定

边缘型障碍患者的情绪非常不稳定，快速变化且难以控制，这被称为"情绪不稳定"。它包括焦虑、愤怒、恐惧、孤独、悲伤和抑郁等负面情绪，少数时候甚至包含快乐、高兴、热情和爱等积极感受。他们的情绪可能会很快从好变坏，有时候这种变化的原因非常明显，但有时候则不明显。因为他们的情绪快速波动，且比非边缘型障碍患者更可能出现抑郁感受及重性抑郁障碍发作，有时候他们可能会被诊断为双相障碍。

BPD 患者的感受可能会过度，即他们可能对某些情形出现情绪过度反应。例如，对于批评、难以避免的离别或不同意见，别人能从容处理，而他们可能因此变得极度沮丧，并可能会引发焦虑、悲伤、愤怒或绝望情绪。此外，他们还可能难以把注意力集中在宽慰自己的想法上，或难以通过参与让人感到愉悦的健康活动来平复情绪并宽慰自己。在这种极度情绪化的时刻，或人们所说的"情绪风暴"中，他们可能会感到绝望，因此只能通过酗酒或吸毒来缓解，或因愤怒或暴怒而痛打他人，或进行其他破坏性行为（如自残）。

最新研究还显示，边缘型人格障碍患者很难准确地判断自己和其他人的情绪反应并合理平衡复杂感受，而且其负面情绪反应非常强烈。例如，他们可能发现自己过度对他人的情绪感同身受，当他人遭遇不好的事情时，他们可能变得非常沮丧，感觉好像是自己遭遇了这些事一样。换言之，当他人生活状况不好、面临困难或经历其他不好的事情时，他们可能对他人的困境产生过度强烈的反应。

一个患者告诉我，这种时候"就好像有人将匕首插在自己的心上一样"。她还说，不一定面对真人真事才会出现这种感受，也可能是看电影，甚至是看电视广告时发生。她知道当时的情景不是真实的，但是她感觉事情就像发生在自己身上一样。她补充道，在这些情况下，她内心的痛苦会持续一段时间。这是情绪控制障碍的另一个特征。此外，你还可能发现，一旦患者情绪低落，与常人相比，其情绪恢复得慢。

另外，患者还可能对他人的负面行为过度敏感，这些行为可能是真实存在的，也可能只是他们自己感觉的——他们总是通过留心他人的眉毛微皱、上扬或者细微的语调变化等来推测是否惹对方生气了。当他们感到对方哪怕有一丝批评反应，就会过度反应，感到焦虑、自责或生气，而实际上这些在当时的情况下是完全没必要的。他们还可能隐约意识到自己反应过度，但是这种感觉过于真实和强烈而难以忽视。

焦虑

严重焦虑发作是边缘型障碍的常见症状。最早详细论述边缘型人格障碍的一名精神科医生认为"焦虑就是动力"，它引发了边缘型障碍的其他情绪症状（如愤怒），及其他行为症状（如冲动）。焦虑可能导致偏头痛、背痛、胃痛、肠易激、心跳加速、手冰凉、潮热及多汗等与紧张有关的身体症状。

焦虑甚至可能导致大量使人行动不便的症状，这被称为"惊恐发作"。这些症状如此严重，以至于患者感觉自己快要死了，必须马上进入急救室获得立即治疗。当焦虑没有严重到导致惊恐发作时，它可能会持续更久，或有可能转变为愤怒、绝望或某些身体症状。患者还可能试图通过以下所讨论的冲动行为来缓解焦虑。

强烈愤怒或难以控制脾气

愤怒管理差是边缘型障碍患者最常见且破坏性最强的症状——

九条诊断标准中有两条涉及这点。很多时候，他们很容易发怒和生气，而且通常好辩、易怒并且喜欢挖苦别人。在没必要生气的情况下，他们也可能恼怒，甚至有时候暴怒，哪怕是再小不过的事情或争论。然后，他们还会说或者做一些极具破坏性的事情，事后又会后悔。边缘型人格障碍患者比常人更容易大怒和感到极其郁闷，且其情绪更容易在愤怒、焦虑和其他情绪之间波动。

当他们在发怒时，可能也意识到自己在过度反应，但是似乎无法控制自己强烈的情绪。正如一个患者所说的："我知道我不应该对我丈夫生气和恶语相向，但是他是那个大部分时间都待在我身边的人，并且我非常肯定他不会离开我。我好像无法控制自己生气。那时候我就觉得他活该，然后我就会对他发脾气，还会骂他。"患者的家人、配偶或伴侣及其他亲近他的人认识到，他们说话做事都必须非常小心。很多人说过这样的话："我好像总是在蛋壳上行走一样，必须要格外小心谨慎。我永远都不知道他（她）又会因为我做了什么而爆发。"家人的忧虑会使得家庭气氛持续紧张、低迷。而患者对其他人的负面感受又非常敏感，因此可能使得已经很紧张的生活更加糟糕。

长期感到空虚

患者可能经历另一种强烈感受，即持续感到空虚，这种空虚感经常伴随无聊和孤独。反过来，这些感受可能导致患者对身边的人和生活都不满意，从而使其可能更加频繁地结交新朋友或换工作，甚至还可能短暂出轨。在一段时间里，这些变化让他们感到兴奋，能短暂释放他们的空虚、孤独和无聊感。然而，不久之后，这些感觉就会卷土重来，而这种不稳定的生活模式又将不断重复。

当我与一位年轻患者初次见面时，她告诉我，这种空虚感和无聊感非常强烈，就好像她心里有一个无法填补的大洞。当她与年轻男性恋爱时，这种感觉的确会消退，至少会在一段时间内消退。但是当他们吵架或者当他离开她时，这种感觉又会全力席卷重来。她接着告诉我，严重的时候，她痛苦到想用尽一切办法来缓解，甚至是自残或自焚，尽管不久之后这种痛苦总是再次袭来。

另一位患者（我在本书第 2 章中对其进行了详细描述）告诉我，在她治疗的早期，当她长时间感到空虚和无聊时，她会跟丈夫不告而别，然后到另一个城市见她以前的一个老师。他们在短暂的两到三天的时间里发生婚外情，然后她再飞回家。尽管在短时间内，她对这种冒险行为感到兴奋和满足，但是她最终会对自己的行为感到愧疚和自责，为此而备受折磨，而且她很害怕向丈夫解释自己不在的原因。然而，直到她理解了自己感受的本质以及触发这些行为的生活情景，并采取措施对此进行控制，这种模式才得以停止。所幸，在这位患者找到更有效的方式来排解萦绕在她心中的空虚和无聊前，她的丈夫能一直包容她的这些行为。

领域二：容易冲动

冲动和自残行为倾向在边缘型人格障碍患者中是如此常见和严重，以至于一些相关领域专家认为这是这一疾病最大的问题。他们认为这种倾向比情绪不稳定和推理受损更严重。容易冲动及整体症状的严重程度似乎是这一疾病所带来的后果的最可能的预测因素。如果不给予治疗，非常冲动的边缘型障碍患者比没那么冲动的患者预后差很多。研究显示，边缘型人格障碍患者的冲动性是管理冲动行为的情绪和推理神经系统（神经细胞通路）出现不平衡导致的（详见第6章）。以下是容易冲动这一领域的主要症状。

冲动的自我伤害行为

如果你患有边缘型人格障碍，你可能出现多种冲动行为，如暴饮暴食和冲动消费（如购买衣服或其他东西）。你还可能进行更严重的冲动行为，如不加节制地赌博、酗酒、吸毒、滥交及暴力、攻击行为，或多次违法，如超速驾驶、醉驾或商店行窃等。

例如，我的一个患者在感到特别焦虑和空虚时，她会去昂贵的商店行窃，偷衣服或偷其他东西，但其实这些东西她都买得起。在她能完全控制自己的这些行为前，她曾因在商店行窃被捕，被判重罪。另一个患者在感到被丈夫忽视和抛弃，抑或是遭到丈夫批评时，会去酒吧喝很多酒，跟男人攀谈。她说这么做是为了让自我感觉好些，好跟她丈夫"打成平手"。有时她和酒吧的男人会发生"一夜情"，而这对于她的自尊和夫妻关系而言，无疑是极具破坏性的。同时，这又可能使她自己受到严重伤害，因为她根本不了解她在酒吧里选择的男性是什么情况，无法很好地预防传染性疾病。

现在有很多关于边缘型障碍患者冲动行为的普遍性和后果的研究，却鲜有研究去探究导致这些行为出现的事件和征兆，及某些边缘型人格障碍患者比其他边缘型人格障碍患者更冲动的原因。总的来说，冲动行为经常出现在情绪风暴和亲密关系受挫之后，特别是被抛弃或被威胁抛弃时。儿童时期受过身体虐待或性侵的患者似乎也更容易出现冲动行为。具有本节中提到的冲动行为中的至少两种自我伤害方式，才符合这一特定诊断标准。

反复自杀行为、自杀姿态、自杀威胁或自残行为

这组冲动行为症状尤其引人注意，它发生在很多边缘型人格障碍患者身上，尽管不是所有患者都有这组症状。它们被称为"准自杀行为"。这些行为有时可能很严重，会在不经意间产生致命的严重后果，有时则没有那么严重，患者只是在试图控制痛苦的症状或局

面、获得关注或寻求帮助。患者可能通过打自己，割伤或抓伤手腕、手臂、大腿或身体其他部分，或用香烟烫自己，或过量服药来伤害自己。有时，患者做这些可能只是极度想要他人照顾自己、跟别人"打成平手"或者强迫他人按照自己的方式来行事。

最常见的是，患者可能只是因为难以忍受内心的痛苦，想通过伤害自己的方式来缓解。一个经常用剃须刀割自己大腿的患者向我解释道："当我看到血并感到痛时，内心的痛苦和死意不知为何就暂时消失了，我再次回到了现实并掌控了世界。"在这种情况下，这些行为至少能在一定程度上减轻患者内心严重的痛苦。

边缘型人格障碍的这一症状可能尤其让患者及其家人感到痛苦。这种引人注意的行为方式早已被搬上银幕，在电影中表现出来，虽然电影中展示的是极端个例。例如，格伦·克洛斯（Glenn Close）在1987年的经典电影《致命诱惑》（*Fatal Attraction*）中饰演的角色表现出了这一症状及边缘型障碍的许多其他症状。在电影中，她两次割伤自己。在电影刚开始的场景中，当迈克尔·道格拉斯（Michael Douglas）饰演的角色想要结束两人关系时，她割腕自杀。这让他不得已而放弃这一想法。在电影最后的场景中，当她跟他老婆聊天并准备袭击他老婆时，她出神地用刀尖将自己戳到流血。为了产生戏剧性效果，这部电影呈现了边缘型人格障碍最严重的症状，但是你应该知道，这是极端例子，它绝不是边缘型障碍患者的典型行为。

我经常问有自残行为的患者，他们是否记得第一次自残的时间、自残的原因，以及第一次真正自残时发生的情景。他们的答案经常非常相似：第一次自残通常发生在青少年时期；自残经常发生在跟父母激烈争吵或男（女）朋友威胁要分手时。令人惊讶的是，我的许多患者无法解释他们为何做出自残这一非同寻常的行为，这一想法只是很自然地出现在他们头脑中。有的患者则说自残行为是众所周知的事。自残后他们内心的痛苦立马减少，别人知道他们的自残行为后也会更加关心和关注他们。这两种反应很快强化了自残行为，让他们在面临很大压力、情绪混乱时，更可能再次自残。我认为这种行为如此自然地发生在年轻人身上是惊人的、令人痛苦的。我认为在这些情形下，许多非边缘型障碍患者实际上并不会想到用这些方式伤害自己，但的确有患者这么做。

具有边缘型障碍的某单一症状并不能说明该人一定患有此疾病。但如果你有以上自残行为，我建议你找一个在治疗边缘型人格障碍方面训练有素且经验丰富的精神科医生确定下是否患有这一疾病。

孟乔森综合征（自己假装急病求治癖）

边缘型障碍患者可能会有一种令人震惊的严重自残行为，即孟乔森综合征。患有这种疾病的人会故意伤害自己，使自己看起来像是真正得了什么病一样。例如，他们可能在尿液中滴一滴血，看起来好像尿道流血似的，或者故意造成严重的皮肤感染以寻求医疗帮助。患者因为这谜一般的疾病还需要接受检查，通常这个过程需要花很长时间和不少金钱，但是患者可以得到医疗护理并博得大量关注。

许多孟乔森综合征患者对医学专业有一定的直接了解，他们对特别难诊断的疾病症状和特征非常熟悉。更严重的病例涉及严重的自残行为。例如，向静脉注射遭到感染的物质，导致全身遍布未知原因的感染，从而需要进行大量医学诊断和治疗。极端情况下，对医学实践非常了解的孟乔森综合征患者会让自己出现一些症状，而需要经历多次不必要的手术。

代理型孟乔森综合征

在孟乔森综合征中，一种特别严重的亚型是代理型孟乔森综合征（让他人假装急病求治癖，之前被称为代理型假装急病求治癖）。在这一疾病下，孩子的父亲、母亲或其他照顾人（通常是母亲）会反复让孩子生病，然后为孩子寻求医疗护理并博得关注。这样，照顾人自己也会得到医疗专业人员、家人和朋友的关注、支持、关怀和同情。然而，还没等到病因查清，其中一些儿童就已经不幸离世了。我想再次强调一点，孟乔森综合征和代理型孟乔森综合征仅发生在少数边缘型人格障碍患者身上。但是，一旦意识到这些严重情况，就必须认识到，边缘型障碍是这些疾病产生的重要原因。不幸的是，如果边缘型人格障碍这一根本问题未能得到诊断和治疗，那么无论其医疗、法律、个人病情后果多么严重，这些行为都有可能一直持续下去。但是，如果患者得到正确诊断并开始接受治疗，那么患者还是有希望恢复的。

注意，在《精神障碍诊断与统计手册（第五版）》（*Diagnostic and Statistical Manual of Mental Disorder*，5th edition，*DSM-5*）中写道："在没有自杀意图的情况下，故意自残行为也可能与其他精神障碍有关，如边缘型人格障碍。这类自残行为是在当事人想要欺骗他人的情况下发生的。" *DSM-5* 中特意规定故意欺骗是边缘型人格障碍患者在自残行为中与身患身体疾病的人的区别，通常认为后者的行为是非故意的，但没有证据可以支持这种区别。考虑到在边缘型人格障碍患者中观察到的原始心理机制的数量繁多，如分离发作、偏执思维和其他短暂的精神病发作，缺乏证据证明这一区别就不足为怪了。

边缘型人格障碍的自杀风险

最极端的自我伤害行为就是自杀。边缘型人格障碍患者的自杀风险明显加剧。很明显，有些边缘型障碍患者真的企图自杀。患者可能曾想过要终结自己的生命或者希望自己就别出生。这类患者需要认识到上文所讨论的原因所引起的自残行为和真的想自杀之间的区别，这很重要。从非自杀式自残行为到高自杀风险，通常有一个阶段渐进过程。这些阶段的持续时间可能因人而异，但各个阶段的特点则相当一致。在这一过程的第一阶段，患者会认为人生没有意义，充满了痛苦。在下一阶段，他们会想到自杀，开始是偶尔想到，然后越来越频繁。有时可能会策划实施自杀的方案，甚至可能会获取自杀工具（通常女性通过过量吸毒自杀，而男性则用更暴力的手段，如用枪自杀）。在自杀发展过程中，这是一个危险的阶段，因为下一个阶段就是最后的阶段——真的尝试自杀了。

某些情况会增加患者的自杀风险，包括家族自杀史、参与极度冲动行为，特别是酗酒或者滥用其他物质、曾有过自残行为和自杀未遂行为。如果有上述情况，患者的自杀风险预计将达到4% ~ 9%。无论患者是否属于这一高危类型，如有任何以上自杀过程的症状或因某种原因感到自己不安全时，都应知道快速寻求帮助的方法。如果患者认为自己有企图自杀的风险，应该立即联系自杀预防热线或拨打报警电话，然后联系自己的医生或临床医师（如果有的话）。如果联系不上，应该就近去医院急诊。

边缘型人格障碍患者的自杀风险比一般人高是多方面因素导致的。例如，重性抑郁障碍和双相障碍在边缘型障碍患者中非常常见。如果仅治疗这两种疾病，而边缘型人格障碍得不到有效治疗，则患者会有更大的自杀风险。第 8 章中，我会详细讨论这些疾病及其与边缘型障碍的关系。此外，在儿童或青少年时期受过身体虐待、性侵害或现在正受到侵害的患者，比没有这些经历的患者的自杀风险更大。同时，意料之中的是，最冲动的患者的自杀风险也最大。

最后，当患者为了减轻内心痛苦、处理生活困难而出现许多自杀姿态及自残行为时，他们很容易忽视安全威胁的真实存在。反复的准自杀行为就像《狼来了》的故事，可能导致他们的照顾人将真的要自杀误认为是准自杀行为，从而没能给予其所需的紧急救助。

因此了解准自杀行为的诱因，并学会阻止这些行为的方法非常重要。患者应该和自己的治疗师和精神科医生讨论这些诱因，并和他们一起制定和执行一个具体的治疗方案。患者的家人也有必要了解边缘型障碍的自杀风险因素，让他们参与制定患者的治疗方案，且始终对患者不断加剧的自杀风险保持警觉（参见第 8 章）。

领域三：认知和推理障碍

边缘型障碍患者经常说他们记不住事情，特别是在压力状态下。他们可能会记错经历，对别人有最坏的预期，哪怕别人并没有什么坏心思；他们也可能难以集中注意力，并且难以让思维和行为有条理；他们还可能无法充分想清楚一个复杂问题、选择合理的替代方案取代自己的冲动行为，并考虑这些冲动行为的后果。此外，约 1/3

的边缘型障碍患者经历过幻听，即听到实际并不存在的声音，这种声音通常是消极不利的声音。他们难以感知现实和重要事件，并且思维和推理障碍可能导致其错误决定，从而产生格外不利的后果。尽管这些问题并未列为边缘型人格障碍的诊断标准，但详细的神经心理测验显示，这些症状真实存在，并且构成了边缘型人格障碍的重要特征。

例如，无论是否患有边缘型障碍，记忆和推理问题似乎都与大部分人的情绪状态有关。大部分人都有过在巨大情绪压力下，如在房子失火、危险的汽车事故或引发严重焦虑或愤怒的事件等情况下，无法清楚记起事件细节的时候。我们意识到，在这些情况下，我们的推理能力同样受到了损害。当我们慌张失措或者非常愤怒时，我们似乎不能像其他时候一样，做出理性和深思熟虑的决定。但是如果你患有边缘型人格障碍，不管你面临的压力多小，可能都难以保持记忆、思考并做出决策。与常人相比，你的抗压能力经常会小很多。

我们已经讨论了边缘型障碍患者在情绪控制方面的问题，因此，意料之中的是，患者在高度情绪化的状态下，难以参与理性对话和解决问题，或者之后难以准确回忆起这些情形。换言之，在边缘型人格障碍患者中常见的高度情绪反应往往会阻碍患者在社交或人际关系中保持正常的推理。这极其不利于其学习和技能的获得，也就无法建立成熟、成功和长久的人际关系。下一部分有关"人际关系障碍"的内容将更加详细讨论这一问题。

分裂思维：生活在非黑即白的世界中

很多边缘型人格障碍患者认为自己、他人和整个世界都是非黑即白、非好即坏的，并且他们很难有效处理灰色地带，尤其是涉及与他人的关系时。他们可能很难准确评估自己和他人的优点，并将这些优点与自己不喜欢的缺点进行合理比较。这通常是因为他们在情绪上对他人的负面事件过度反应，而对正面事件反应不足，且难以进行社交推理。

当然，这些灰色地带是人类经历的主要部分。因此，边缘型人格障碍患者可能很难对他人形成平衡而理性的整体判断，特别是那些对其很重要的人。这使他们难以用积极的方式处理亲密关系，无法较好地接受他人情有可原的缺点。同理，他们可能会发现自己也很难找到有效方法让他人很好地接受自己的缺点。在一定程度上，这可能是由于边缘型人格障碍的症状，使他们不切实际地认为自己之所以面临这些问题，主要是其他人的行为导致的，而非自身原因造成的。

有些边缘型人格障碍领域的专家认为"分裂思维"是这一疾病的核心问题。

短暂出现偏执观念和幻听

边缘型人格障碍患者经常很多疑。他们通常觉得别人会过度批评他们，且对他们没有对其他人好。当面临严重压力（通常是批评）、想象别人要抛弃自己或真的被人抛弃时，在酒精或药物影响下，或使用某些品类的兴奋剂（如苯丙胺）或某些抗抑郁药时，有些患者可能会变得非常多疑，以至于他们很难理性思考。当短暂的偏执观念出现时，他们会误认为他人在计划谋害自己或亲密伴侣出轨了。这种情形可能持续数小时到数天，或更长时间。

最近的研究显示，约1/3的边缘型人格障碍患者可能经历幻听，如听到奇怪的声音、音乐或其他声音。

分离症状

你可能注意到，有时候你无法记起来任何事情。这被称为"分离发作"。极端情况下，分离发作会严重到出现分裂的感觉、想法和行为，短暂出现两种或多种不同人格。这被称为"多重人格障碍"。分离发作在边缘型人格障碍患者中比较常见，但是在我的职业生涯中，我只看到过不到10个患者有明显的多重人格症状。有些专家认为这一情况并不存在，因此在 *DSM-5* 中才没有提及。我认为这一重要问题在未来的 *DSM* 版本中会得到处理。

魔幻思维

你可能出现奇怪的想法，如不现实的想法或魔幻思维。魔幻思维指的是用极度不现实的想法或信念来解决生活中的挑战或问题。例如，患者可能会认为，自己会通过某种方式成为一名律师或者建筑师，但是其实他高中都差点没能毕业；或他可能会认为自己有先知的能力，并可能持续按照这些想法行事。

人格解体和现实解体

人格解体发作时，边缘型人格障碍患者会有不真实的感觉，好像在梦里似的，会奇怪地认为自己与世界脱离了，或者从身体中剥离了出来。有患者称，他们有时候会感到身体麻木或空洞。我的一名患者向我讲述了一个非同寻常的人格解体的例子。她说，她经常将书中或电视中的角色和情形融入自己的思考中，好像这些角色或事件是真实的似的。

现实解体发作时，边缘型人格障碍患者的感觉是正常的，但是其周围的环境的形态、颜色或其中的人的动作、行为是失真的。

不稳定的自我形象或自我感觉

边缘型人格障碍患者可能会经常感到自己没有多少价值，并且其自我概念主要取决于亲近之人的态度和行为。如果亲近的人充满爱意和关心，他们就会感觉很好。但亲近之人的些微建设性批评都会让他们感到很焦虑，觉得自身没有价值，并感到绝望。不管他们取得了何种成就，这些成就都不能抵消他人的看法。换言之，患者可能会感到自己的自尊感完全取决于他人对他的态度。

他们可能会经常对自己的身份认同感到不确定，对于自己到底是谁、相信何种价值观、应该从事何种职业及支持何种思想感到迷茫。他们还可能难以保持冷静，并形成生活的长期目标，从而无法保持内心宁静和行为的稳定性、完整性和可预测性。正如一个患者所说："我感觉自己很容易效仿身边人的特征。我不顾一切地让他们喜欢我。我努力效仿他们的习性、说话方式及态度，哪怕他们是我通常不赞同的人。其他人对我的看法远比我自己的观点和信念更重要。我感觉就好像自己内心的空虚只有其他人才能填满一样。"

有时候，为了取悦他人，患者的个人价值观、态度和偏好都可能会过度灵活，还可能延伸到性关系上，从而导致各种不同的性经历。特别是在压力之下，或受到酒精或药物影响时，患者的核心价值观似乎就会站不住脚，自己的内部检验标准也无法指导他们妥当行事。我想强调，上述这些症状是边缘型人格障碍的特征，它并不代表患者没有道德或伦理观念，他们只是好像格外希望得到外人的认可。

然而，有时候，患者可能会走向另一极端，即他们可能对某些观念持非常批判、死板和武断的态度，以至于冒犯到身边的人。由此可知，在稳定而高度结构化的情境中，特别是跟行为和个人价值观稳定的人在一起时，患者的表现会更好。

领域四：人际关系障碍

考虑到上述边缘型人格障碍的三大领域症状，意料之中的是，患者可能会经历非常不稳定的关系。通常，关系越亲密，也就越不稳定。儿童和青少年早期，通常主要涉及与父母、其他家庭成员、老师和朋友的关系；青春期后期，问题可能发生在男／女朋友间；在成年期，则发生在与配偶、子女、同事和雇主的关系间。

不稳定及紧张的人际关系模式

边缘型障碍患者很难与父母、其他家庭成员、同辈、同事等建立相互信任、相互依赖的持续而平衡的关系。患者难以真实感知自己的情绪和价值观体系，并与他人共情，从而给人际关系带来了巨大挑战。

患者可能已经注意到，自己对身边重要的人的感觉和态度会剧烈而快速地变化。由于分裂思维的影响，有时，他们会觉得这些人无与伦比地好，这些人任何时候都能让他们感到幸福、安全、重要和充满活力。换言之，他们会不切实际地过度美化和理想化那些让自己感到幸福的人。他们会不顾一切地黏着这些人，并不停地担心这些人是否幸福、成功和对他们是否忠诚。更有甚者，他们可能还会经常给这些人打电话，好知道这些人一切都好，让自己放心，因为他们认为自己幸福和成功与否取决于这些人。

当然，没人能长久达到这些不切实际的期望。所以，当这种关系不能让他们的情绪和生活稳定时，他们就会感到失望，因此态度会突然向完全相反的方向大转变。例如，在受到轻微冷落后，他们可能感到对方不关心、不支持自己，自私甚至苛刻。在很大程度上，他们的这些负面想法太过夸张了。但只有这样做，才能让他们降低那个人的重要性，然后开始处处都要挑那个人的刺。可是，对于这种情况，他们是忍受不了多久的，因此他们要么离开这个人，要么又突然走向先前那个极端，直到最后才发现，这不过是个循环，而且一直都在重复。最终，这种充满压力的行为模式通常会让他们痛苦地结束他们的大部分亲密关系，从而更加证实和强化他们对于被人抛弃所产生的恐惧感。

极力避免真正的或想象出来的被抛弃感

边缘型人格障碍患者发现自己经常陷入令人困惑、沮丧和引发压力的两难境地。一方面，他们可能强烈地、经常不切实际和不受控制地陷入被抛弃的恐惧中。哪怕短暂地与重要的和依赖的人分开，也会让他们的内心受伤，并且可能出现严重症状。另一方面，他们有时候也可能同样强烈地害怕与他人过于亲近，害怕失去个性和自控能力；或害怕当关系变坏时，自己会受到伤害。当他们与他人太亲近时，会感觉自己好像要崩溃或死去一样。

例如，我的患者戴维斯夫人（我会在第2章中详细讨论她的情况）经常向我抱怨，她丈夫大部分时间都出去上课或学习，留下她一个人。当她感觉丈夫出去太久时，她就会觉得自己被抛弃了，因此而感到焦虑和生气。这时候，她就不去上班，工作因此而受影响，或者她会短暂邂逅别的男人，致使她的婚姻岌岌可危。好几个月里，她都特别期待能实现早前和丈夫策划的全国自驾游，但在旅行的第三个晚上，她感觉自己像是被困住了。因此有天晚上，在她丈夫入睡后，她仅仅穿着睡衣，就冒着暴风雨离开了他们住的汽车旅馆。她在废弃公路上走了好几英里，然后在一个电话亭里给我打了个电话。劝说许久后，她才恢复正常，重新回到汽车旅馆，跟着丈夫继续旅行。旅行回家后，生活如常，她仍然老是会焦虑、寂寞和生气，因为丈夫还是会经常不在她身边。

对一些边缘型人格障碍患者来说，分离、遭到抛弃、孤独和亲密关系的情况会比上述例子更加复杂。一位患者曾向我解释道："有时候，我特别想要独处，远离所有我知道的事和我认识的人。我觉得这并不是因为我害怕跟他们太亲近，或者害怕失去个性，只是当时我特别愤怒、无助或者后悔，甚至是感到耻辱。我感觉我弄砸了自己的生活，所以我想要在一个没人认识我的地方、一个我不会再次陷入麻烦的地方，开始全新的生活。大部分时候，我知道这种强烈的感受和冲动是不切实际的。我知道我的困扰只会跟随着我。但是这时候，这些感受似乎非常真切，而逃避似乎是最好的解决办法。"

上述人际关系障碍对边缘型障碍患者的影响显然渗透到了他们生活的大部分领域。其中可能不太明显的方面就是它们如何影响患者和他们的临床医生的关系：他们的医生试图帮助他们了解其疾病并以更有效和现实的方式应对。因此，许多用于治疗边缘型障碍的心理治疗方法侧重于建立并不断改进患者与他们的临床医生之间的关系。因此，患者的治疗效果在很大程度上取决于他们在这方面的能力，以及他们在治疗时和治疗后思维和行为变得越来越灵活的能力（这些问题在 9～12 章中详细讨论）。例如，如果患者倾向于用全有、全无或黑白分明的思维和行为对待他们的治疗师，就会对他们的治疗产生消极的反向作用。因此避免这种趋势至关重要。

表 1-2 列出了美国精神医学学会（American Psychiatric Association）在 2013 年出版的 *DSM-5* 中所描述的边缘型人格障碍症状。这是在

该学会帮助下，由各类精神障碍的专家撰写的官方列表。它包含每种疾病的诊断标准，并在全世界许多地方都被视为精神障碍诊断的"黄金标准"。根据这一手册对边缘型人格障碍的定义，边缘型人格障碍患者有一系列症状，但不是每位患者都具备列出的所有症状。

　　患者表现出不稳定的人际关系、不稳定的自我形象和情感，以及起始于不晚于成年早期且存在于各种情景中的容易冲动的普遍模式，且患者至少具有表 1–2 中的五种症状。

表 1–2　　　　　　　　　　边缘型人格障碍诊断标准

1. 极力避免真正的或想象出来的被抛弃（注：不包括诊断标准第 5 项中的自杀或自残行为）

2. 一种不稳定而紧张的人际关系模式，以极端理想化和极端贬低之间的交替变动为特征

3. 身份紊乱：明显持续而不稳定的自我形象或自我感觉

4. 至少在两个方面有潜在自我伤害的冲动（例如：消费、性交、物质滥用、鲁莽驾驶、暴饮暴食。注：不包括诊断标准第 5 项中的自杀或自残行为）

5. 反复出现自杀行为、自杀姿态或威胁，或自残行为

6. 由于显著的心境反应所致的情感不稳定（例如：强烈而偶发的病理性心境恶劣、易怒或焦虑，通常持续几小时，很少超过几天）

7. 长期感到空虚

8. 不恰当的强烈愤怒或难以控制发怒（例如：经常发脾气，总是生气，多次打架斗殴）

9. 短暂的应激相关的偏执观念或严重的分离症状

资料来源：《精神障碍诊断与统计手册（第五版）》（DSM-5）

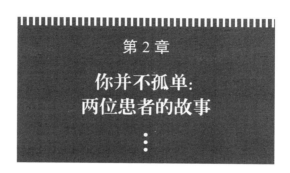

第 2 章

你并不孤单：
两位患者的故事

我的许多患者告诉我，他们年轻时就发现自己跟其他人有些不同，或感觉自己有些不对劲。不管他们具体如何觉得与他人不同，或他们的生活最终如何证明这些不同，结果都一样。他们因感到没有人能够真正理解他们而感到痛苦，并觉得自己被孤立了。如果你患有边缘型人格障碍，那么你也会有这种感觉：觉得自己是一个人，任由折磨你的病症、情绪风暴、冲动行为、非同寻常的思维、自我怀疑和风暴式的关系肆虐。你可能会认为，正是这些问题将你变成异类，与周围人格格不入。更糟糕的是，你还会觉得这一切都是自己一手造成的，是自作自受。

在本章中，我将介绍两个边缘型障碍患者的真实故事。我希望这些故事能让你知道你并不孤单。这些故事都是非常私人的故事，对我来说意义非凡：一个是关于我妹妹丹尼丝的，另一个是关于戴维斯夫人的。戴维斯夫人是我最早治疗的边缘型人格障碍患者之一。为了保密，我修改了她故事中的一些细节。这些细节对于我们的讲述目的来说并不重要，但是可能会让人猜到她是谁。尽管你可以看到这些故事有一些共同点，但是也有很多不同。我认为，在这些故事中，你总能看到一些自己生活的影子。

丹尼丝

我的妹妹丹尼丝比我小一岁半。我记不清她小时候的具体事情了。她儿时的照片以及父母亲戚告诉我的故事，似乎使我更加记不起之前对她的印象。但是鉴于本故事的目的，可能以我们母亲的回忆来开始这一故事更合适，因为母亲是丹尼丝一生的中心人物。

正如我在第 1 章所描述的，边缘型人格障碍的主要症状是无处不在的空虚感和消极的自我形象。下一章我将讨论心理分析师的早期观点：因为患者的母亲无法给孩子带来温暖和关爱，没有把患者养育好，所以才导致了边缘型人格障碍的症状。对我来说，这种观点与我对母亲的观察和自身的经历完全不一致。我对我母亲最生动的记忆之一，就是无论何时见到家人，她都会露出笑容。母亲灿烂的笑容和温暖的拥抱，让我整个人都感觉很好。我看到她对每位家人（小到最小的曾孙）都给予同样的爱，也看到每位家人都像我一样回应她的爱。毫无疑问，她的的确确深爱着我们。

　　所有家人似乎都能感受到母亲的爱并理解她，但是丹尼丝是个例外。她跟母亲在一块总不自在。当然，母亲也知道这点。母亲后来曾试图向我解释她认为丹尼丝经常不开心及丹尼丝会经历如此多困难的原因。她认为，丹尼丝的问题主要是因为她在生丹尼丝的时候打了点麻醉药，从而影响了丹尼丝的大脑。她在生我哥和我的时候都没有打麻醉药，当然，在生丹尼丝之后的弟弟妹妹的时候，她便拒绝打麻醉药了。当我问她为什么这么肯定时，她说，因为丹尼丝自出生起，就表现得跟我们其他孩子不一样。她继续解释道，相比起来，她哭得更多，不好好吃东西，更容易因日常生活变化而沮丧，沮丧的时候也更难哄。

　　丹尼丝儿时，有亲戚或邻居来访的时候，她会黏着母亲。她总是皱着眉头，也不怎么温暖地笑。我记得，家里仅有一张丹尼丝儿时的照片是笑着的。这也是母亲会展示的唯一一张丹尼丝小时候的照片。多年后，丹尼丝告诉我，她在儿时总觉得自己跟我们其他孩子不一样，她比我们焦虑，也没有我们开心。她还认为父母更偏爱我们而没那么爱她，她很痛恨这一点。

　　到了青春期，丹尼丝的困难更加明显了。她的性情和行为进一步恶化。对家庭来说，最明显和最具破坏性的是，她的愤怒一经爆发，很快就会变成狂怒，极具破坏性。当这一切发生时，没有人可以幸免。她会对我们所有人进行言语和身体攻击，包括父母。我的另一个妹妹比阿特丽斯比丹尼丝小两岁，丹尼丝经常辱骂她并对她发脾气。丹尼丝还会扔或砸手边的任何东西，甚至是母亲的精美瓷器。格外恼人的是，任何讲理或适当的惩罚或警戒都对她没任何效果。如果硬要说效果，那么训诫似乎只会让事情更糟糕。对家里的其他小孩来说，家里似乎有两套行为准则：一套是为我们制定的，另一套则是为丹尼丝制定的更为宽松的准则。

情理之中的是，家里人认为丹尼丝只是倔了点儿，我们也都希望她以后脾气会变好。同时我们又很担心她，因为当她焦虑发作时，她时常伴有严重的胃痉挛，并因此上不了学。当她感到焦虑时，她会攥紧自己的手，揪头发、薅头发，以至于头皮都秃了一块儿。医生安慰我父母说，丹尼丝不过是"紧张"而已。

回想那些年，我清楚记得有两件事情改变了我对丹尼丝的印象和态度，我们当时应该是十五六岁。第一件事发生在冬天，地上都是雪。我在为春天的训练清洁我的高尔夫球杆，但有一根球杆不见了。我在家里找遍了也没看到球杆。丹尼丝路过的时候，我问她有没有看到我的球杆。她平静地告诉我看到了，而且她把球杆折成两半，扔到了屋后的雪地里。我们几个星期前为某件事情吵过架，她就是在那时候把我的球杆折断的。起初我还以为她只是在逗我玩，因为她知道我费了多大劲儿才攒下钱买了那些球杆。没有人会弄坏我的球杆，哪怕是丹尼丝。然后我想到了那些打碎的瓷器。哪怕在那个年纪，我也知道球杆和精美瓷器的价值没法比，并且我知道母亲多么珍视那些瓷器。后来，雪化了后，我找到了折断的球杆，那时我才意识到，丹尼丝真的与常人不同，而我可能最好别因为任何理由、用任何方式惹到她。

几个月后，我对丹尼丝问题的严重性的印象进一步加深。当丹尼丝与母亲大吵时，她会冲动地说她要离家出走。这是一个新的威胁，母亲并不知道应该如何处理。哪怕知道也无济于事，因为丹尼丝很快就冲出了家门。那天晚饭的时候，丹尼丝还没回家，爸妈就开车去找她。每次只要丹尼丝一生气，她就会跑出去很久，所以我觉得如果丹尼丝不打算回家，爸妈是根本没法找到她的，结果也是如此。两天后，丹尼丝才回家。这两天里，她待在一个整夜开放的小教堂，仅仅以水充饥。等她回家后，她告诉我们她去了哪里，然后生活又回到了原样。那时她大概 15 岁。在那之后，我就努力不跟她发生严重争吵。可能部分是出于这个原因，那些年我们越来越亲近彼此。

关于丹尼丝，有一件让我们感到困惑的事情，就是除了病情发作之外，她的表现看起来都很不错。在相对平静的时候，她在学校表现优秀，与家人相处愉快、体贴人甚至很有趣，跟朋友关系融洽，并且曾是高中的啦啦队成员。然而，所有一切都如同悬在一根线上一样，在某个瞬间，她的这些美好就会消失。最好的时候，她聪明机灵、有创造力、善解人意、漂亮迷人，还总想帮助他人。遗憾的是，她并不能一直保持这样。

丹尼丝尝试了很多办法去坚持并稳定自己的生活。高中时，她跟随爸爸去了纽约市，跟他在同一家公司工作了大约一年。一开始好像一切都还挺好，但是最终她对生活又充满了厌倦与不满。她的恶魔仍在折磨她。

最终，她觉得自己需要更加清静、有计划、有规律的生活。因此，在 19 岁时，她进入了一家天主教修道院（大概是在 1957 年）。刚开始的一年，由于在修道院与外界沟通受限，爸妈每个月只能收到她的一封来信，每个月只能去看她一次。我现在读这些信时，忽然想到，这可能是她生命中最平静的时期了。在修道院待到第五个月时，丹尼丝给我们写信说道：

> 似乎难以置信，我离家已经这么久了，但在其他方面，我似乎从来不知道或者不能奢望现在之外的其他生活。不是我不想你们；相反，我好像比在家时更爱你们、更感激你们，感到离你们更近。在这里，我感到非常平静和幸福。

进入修道院一年后，她以"精神花束"的方式给爸爸送了如下便条。

亲爱的爸爸：

> 跟您生活了约 19 年后，直到去年夏天，跟您一块来

回奔波（上下班）和白天偶尔去见您，我才真正了解您和爱您。

自去年九月起，我经常告诉您，我每天都会想您并为您祈祷。真的，我真的每天这么做。当我想起您时，我意识到我如此爱您，因为您完全无私地爱着自己的孩子。爸爸，您一定会进入天堂。

爱您的女儿，
丹尼丝

三个月后，因为修道院第二年的培训是限制对外沟通的，所以丹尼丝不再被允许通信。尽管她在修道院又待了一年，但是她这一年的想法和感受并无任何记录。然后，在她宣发誓愿的前一年，她因觉得修道院的生活太受限制了就回家了。

这时，她想成为一名教师。尽管她缺乏正规的大学教育和培训，但她仍被一所急需教师的天主教小学聘用。她也跟人约会，但是她对自己或自己的生活很难长久地感到开心。她跟一个她非常喜欢的年轻人有过一段亲密但坎坷的关系。然而，约一年后，对方结束了这段关系。不到半年，23 岁的丹尼丝决定接受一个她自青春期中期起就认识的男人的求婚。

与丈夫的婚姻和感情似乎让丹尼丝的情绪稳定了几年，这种稳定持续到了他们的第一个小孩出生。尽管她努力成为一个好妻子和好妈妈，但随着时间的推移，她感到身上的责任和压力太大了。她缺乏适应能力，不能应对这些责任和压力。一次次的愤怒、焦虑和抑郁发作重新袭来。在他们的第二个小孩出生后，她与丈夫的矛盾甚至升级到了分居的地步。丹尼丝带着两个小孩跟我们父母住在一起；但是不到一年，她重新回到了丈夫身边，并很快又有了第三个小孩。

这时丹尼丝大约 30 岁了。我结婚了，跟妻子育有四个孩子，并且在杜克大学精神科接受住院医生实习培训，跟丹尼丝和儿时的家相隔 800 多千米。这时她开始给我打电话。她第一次给我打电话时，刚说两句，我就意识到她遇到了严重的问题。她的语气单调低沉、毫无活力，一点儿也不热情。以前，当生活不顺时，她有时会连续几天感到抑郁，但这次不一样。她几乎不会主动说什么，所以我不得不通过提问来维持我们的对话。

几分钟后，我注意到，她说话有些不利索，我问她是不是喝酒了。她说她喝了几杯。她告诉我，在几个月前，她感到越来越抑郁，现在想自杀。在悉心劝说和跟他丈夫交谈后，她同意住院，以得到安全和恰当的护理。两周后，她似乎好了些，可以出院回家了，尽管她还远没有恢复。

从那时起，我几乎每个月都会接到类似上文所描述的电话。她开始接受心理治疗，但她的治疗师没有接受过任何有关边缘型人格障碍的专门训练（这在当时非常普遍），因此她的情况也没有多少改善。当时唯一的抗抑郁药让她发胖，而她痛恨这点。抗抑郁药还让她变得猜疑，甚至有时到了偏执的地步，因此她拒绝服用抗抑郁药。她丈夫说，丹尼丝每天都会喝酒，开始不再照顾孩子、打理家中事务，而在那之前她是一位非常讲究的女主人、一位满怀爱意的妈妈。病情恶化得如此之快，我建议她和她丈夫到我家来，那样她就可以到杜克大学来接受疾病评估了。她同意了。

一名资深的精神科医生对她进行了诊断，我非常钦佩这名医生的临床技能。他告诉丹尼丝需要戒酒几周，他才能给她仔细检查并做出更有效的诊断。她照做了，但是抑郁并未得到改善。因为很多抗抑郁药对她没用，医生建议她接受一个疗程的电痉挛治疗（electroconvulsive therapy，ECT）。

ECT 最常用于药物治疗无效的严重抑郁或躁狂发作患者，或遭受严重药物副作用的患者。一个 ECT 疗程通常包含八次或以上治疗，在每次治疗中，患者首先要注射速效麻醉药，然后对患者头部施予严格控制的一定量的电流；而这会导致严重程度和持续时间可控的病情发作。由此引发的肌肉收缩被同时施予的肌肉松弛药消除。目前人们尚不清楚 ECT 产生疗效的机制，但是它就好像对具有抗药性的心脏停搏患者的胸部施加电流来恢复正常心脏节律一样。接受一个疗程的 ECT 后，丹尼丝的抑郁显著改善，她似乎又恢复正常了，因此回家了。

丹尼丝似乎再次好转了。34 岁的她跟我们的妹妹比阿特丽斯一起被一所当地的社区大学的护理专业录取。正是在这一时期，她写了很多诗，有几首还发表了。我们从下面这首诗可以看出，她是一个非常有洞察力的人，尽管她每天仍处于挣扎中。

身份

因为妈妈是她——我是我。

因为爸爸是他——我是我。

因为他们，我就是我，

不管他们如何，我是我。

因为我的学校教育——我是我。

因为我的教会裁决——我是我。

因为规范，要遵守服从，

尽管有规范，我仍是我。

因为三场战争——我是我。

因为炸弹传说——我是我。

因为害怕，一年又一年，

尽管害怕，我仍是我。

因为时代——我是我。

因为地区——我是我。

因为尘烟，笼罩着地球，

尽管有尘烟，我仍是我。

因为有关爱——我是我。

因为有分享——我是我。

因为命运、冷漠和痛恨，

尽管我命如此，我仍是我。

接受、拒绝这模式。

接受，拒绝，不要逃避。

接受、拒绝人类和地球。

这就是我的全部，我的全部价值吗？

所有一切让我看到

一个更基本的意识，那就是我

每天抗争，才不至于，

使真正的自我枯萎——如果我想要自由……

丹尼丝以班级前几名的成绩毕业，并在毕业典礼上发表了演讲。她做了几年护士，但是病情又缓慢但丝毫不减弱地开始了。

她快 40 岁时，我接到了一通跟 10 年前类似的电话——同样的语气，但是言语更不利索了。我们聊着天，她向我承诺不再喝酒，尽管她觉得这没什么意义，并且她的确有段时间戒酒了，但是即便如此，她也很难挺住。她的丈夫、孩子不怎么跟她交往，她越来越感到自己被抛弃了。

在那种情况下，丹尼丝会联系住在她附近的母亲，母亲会竭尽所能帮忙打扫屋子并鼓励她。丹尼丝还会联系妹妹比阿特丽斯，妹妹也尽可能帮她。很难知道哪些帮助起作用了而哪些没有。她会有几周甚至可能是一两个月挺好的，但是从整体来说，她的病情仍在继续发展。尽管我们都很着急和担心，但我们那时都没想到，后来等待她和我们的经历会是多么地恐怖。

丹尼丝 43 岁生日当天晚上 11 点左右，我接到母亲的电话（爸爸在 9 年前去世了）。那天，丹尼丝跟她的丈夫和孩子外出晚餐，庆祝生日。傍晚起，丹尼丝就一直在喝酒，晚餐吃到一半，她被食物噎住了。这对饮酒过量的人来说并不罕见，因为酒精会阻碍咽反射。她快速去了女洗手间，而这表明那时她还没事，但是 10 分钟后，人们就在洗手间地板上发现了不省人事的她。

丹尼丝立即被送往最近的医院。在医院，医生发现她的脑部因缺氧而严重受损。她意识不清醒，因此医生给她使用了所有必要的生命支持系统。一组神经科医生对她进行了评估，并告诉她丈夫和其他家人一个悲痛的消息——她很可能再也不能恢复意识了。

经过数月的全天护理，丹尼丝脱离了人工呼吸机，通过饲管获取营养。她被转至她曾做护士的医院，进入长期护理设备室，而整个家庭仍然日夜守护。全家人都会定期去看她，而母亲每天都会去看她，给她洗澡，为她换睡衣，并轻声跟她说话。唯一能表明丹尼丝的脑部最深层的生存系统仍在运转的，只有她规律自主的心跳、她的呼吸及偶尔的肌肉扭曲，例如有时候，她脸部肌肉的扭曲会让她看起来像在笑或因疼痛而做怪相。

我们无法说服母亲哪怕休息一天。她去看丹尼丝时，大部分时候都在祈祷丹尼丝能恢复过来。母亲说，陪伴丹尼丝不是负担。实际上，她终于能给予丹尼丝她一直想给但是以前一直被拒绝的爱和关心了。过了数月，丹尼丝并没有好转；相反，她的整体情况明显逐渐恶化。

　　身边爱她的人都感到如此痛苦和绝望，以至于我和我的兄弟姐妹开始就该做什么进行了讨论，各自分享了自己的看法和感受。那时，除了我之外，丹尼丝的家人和我们大部分家人都住在新泽西州北部。有关卡伦·安·昆兰（Karen Ann Quinlan）[1]的命运引发的法律讨论，刚以新泽西州最高法院同意对脑死亡患者停止使用超级生命支持系统的决定而结束。因此，这一方案还印在我们脑海中。很多年前，我们父亲去世时，丹尼丝自己曾提到，如果她脑死亡了，她不希望采取特殊手段让她活着。

　　最终，我们决定跟丹尼丝的丈夫谈一下。他和三个正处在青春期的孩子非常痛苦，我难以想象丹尼丝的情况给他们带来了多么大的伤害。他勉强说，他觉得应该去掉丹尼丝的饲管。他知道这样丹尼丝就会离开人世，但是他越来越担心孩子们。我告诉他，我们支持他的想法，并主动提出跟他一起去和我们的母亲说这件事。

　　母亲祈祷，跟牧师交谈，因为她在这个问题上很痛苦。尽管很痛苦，但是她最终也认为就这么让丹尼丝离死亡如此近地活着，对丹尼丝和孩子们来说都是很残酷的。我们当时对该做的事情最终取得了一致的看法，但是我们没有意识到，相关的法律和道德问题是

────────────

[1]　20世纪70年代，美国年轻女子卡伦·安·昆兰在饮酒和服用镇静剂后昏倒，之后长期昏迷。她的父母最终决定摘除她的呼吸机，但他们的请求引发了多起法律诉讼。——译者注

由其他人决定的。

我们面临着两大主要困难。首先，丹尼丝由虔诚的天主教医生护理，这位医生和医院的行政部门都因道德上的原因，反对我们的决定。我们被迫请了一名律师，以获得法院的同意。再者，昆兰问题的判决没有为丹尼丝的案子提供清晰的前例。

整个家庭都出庭作证，报纸也刊载了这件事。法官甚至收到了丹尼丝的孩子们的信。家人们都证明，如果没有希望恢复，那么丹尼丝不希望采取超常手段来维持生命。我们对法院的请求是一致的："宣布丹尼丝无行为能力，让她的丈夫成为法定监护人。允许痛苦结束。"法官准许了这一请愿，但没有具体规定停止使用饲管。尽管丹尼丝的丈夫要求医生去掉饲管，医生还是拒绝了。七个月后，丹尼丝离开了人世，享年 45 岁。从事故发生到去世，她昏迷了一年零八个月。

我觉得从其他人的角度讨论丹尼丝的问题会很有价值，因此我请比阿特丽斯写下了一些有关丹尼丝的回忆。在很多方面，比阿特丽斯比我们三个兄弟跟丹尼丝更亲近。

我的妹妹比阿特丽斯的回忆

丹尼丝比我大两岁半。要理解我们的关系，就需要知道我的个性和我在家中的位置。我是家里五个孩子中的老四，是家里的第二个女孩，还有两个哥哥和一个弟弟。

我爸妈、外公外婆、爷爷奶奶都说，自打出生，我就是个快乐而知足的小孩。亲人和陌生人都喜欢我，我也爱我的父母和兄弟姐妹。

回想起来，那时在某种程度上我已经意识到，因为我姐姐的脾气，家里的气氛并不稳定，所以我总是试图逗笑每个人，缓解当时的紧张气氛。因为丹尼丝脾气阴晴不定，我变得特别随和，所以我成了家里的和事佬。

我认为，我姐姐是深爱着我的，但是随着我们长大，她变得非常矛盾。在她"正常"的时候，她友爱又体贴，给了我很多很好的意见，甚至在我需要出门时，会帮我熨好衣服。那时，她是一个开心果，一个非常棒的姐姐，所以我愿意为她做任何事情。

然而，当她的黑暗面出现时，我并不是每次都能及时察觉。有时，我会未经询问就拿走她的某件衣服穿。她从来不说什么。但是之后我发现，我最爱的裙子或衬衣不见了。我很快知道，不要跟她作对。随着我们逐渐长大，进入高中，我们没那么亲近了。周末，我会待在朋友家，而丹尼丝会整日拉上窗帘，在我们的房间里睡觉。

之后，在我们的孩子还小的那些年，我们的关系还挺不错的。我跟丹尼丝亲密得不得了，但她讨厌分开。如果我们因为某种原因计划离开，她就会在我离开前的数日甚至数周就开始跟我分开。

之后，在我 32 岁、丹尼丝 34 岁时，我们一起进入了护理学校。她表现突出，学习积极性很高。她总是得 A，而 B+ 的平均分就让我满足了，我也远没有她那么专心致志、充满激情。从 1972 年到 1975 年 1 月，我们开着她的车去学校，每天都会在学校里待 4 ~ 8 个小时。在学校里，我们在实验室里和午餐时结识了一群不错的朋友，似乎一切都很正常。然而，在 1975 年 2 月，就在我们原定要毕业的前夕，有一天她没说一句话，也没打电话，就没来接我一起去学校。那天等我进了教室，才发现丹尼丝已经坐在她常坐的位子上了。她头也没抬，也没理我。课后，当我尝试靠近她时，她没有理会，一言不发地走出了教室。之后我给她家打电话，也没人接。虽然我参加了护理学校的"授帽"仪式，却没有参加毕业典礼，而丹尼丝在毕业典礼上发表了告别致辞。那年秋天，我们开始在同一家医院工作，但是我们从不提及学校发生的事情。不久后，我们又陷入了我们姐妹相处的老路子——我会全心付出，而丹尼丝只拿她想要的，然后拒绝所有其他的。

丹尼丝成了一名非常受人尊敬的护士，专攻老年医学，并且深受患者的喜欢。

随着时间流逝，丹尼丝喝酒越来越频繁，且酒量越来越大。她开始晚上不分时间地给我打电话，我会听着她语无伦次的厉声斥责，直到她挂断电话。后来，她在打电话时会告诉我，她要自杀。我会冲到她家，有时发现她吸毒过量，还有几次发现她割腕了。之后她几次住院，病情却几乎没有明显改善。

就在她 43 岁生日前，她对我们的妈妈很生气，拒绝见妈妈，甚至拒绝跟妈妈讲话。妈妈非常伤心，她给我打电话时，我能从她的声音里听出她的极度痛苦。我意识到，试图改变丹尼丝的思维倾向是一件多么徒劳的事情，但是我还是打电话跟丹尼丝说，如果她不花时间跟妈妈相处，那么我也不会花时间跟她相处了。我告诉丹尼丝，别再给我打电话了。

她真的没再给我打电话。在她的生日宴上，她被一块猪排骨噎着了。她没有在餐厅里当众引起骚乱，而是去了女洗手间，但她在洗手间里晕倒了。因为缺氧，她病情发作，约 40 分钟后，被送到医院时，她被宣布脑死亡，上了呼吸机。

丹尼丝给予我们的如此之多，并且当她可以时，她会慷慨地给予。尽管我们一家人经常为她担心，跟她生气，但我们知道，她一生遭受了巨大的痛苦，而我们都深爱着她。我们一家人都留下了很大的情感创伤。她走得太早了，我至今依然非常想念她。

戴维斯夫人

精神科专业训练通常从精神科住院部临床轮岗开始。在这里，住院实习医生（参与某医疗专业正规训练项目的医生）在一名教师的监督下，负责患者的大部分日常护理工作。

在不同的精神障碍部门经过一年半到两年的住院服务后，精神科住院实习医生将在精神科门诊部继续学习。在这里，他们可以学习如何治疗患有慢性疾病但并不需要住院治疗的患者。这一训练非常重要的一部分就是学习各类心理治疗的技能。精神动力学心理治疗涉及学习和应用复杂的心理过程和行为的许多知识。要学习这些技能，住院实习医生必须同时参与两项任务：（1）参与一系列研讨会并阅读与这一主题有关的书籍；（2）在导师的悉心指导和监督下，用他们学到的知识治疗患者。并非所有精神科患者都适合接受精神动力学心理治疗。因此，住院实习医生必须在门诊的患者中，仔细筛选一些他们认为能从这类心理治疗中受益的患者来治疗。

当我第一次见到戴维斯夫人时，我还是一个学习心理治疗的住院实习医生。杜克大学精神科诊所的员工都是住院实习医生。她来这里看病，因为她支付不起到训练有素的治疗师处就诊的常规费用。我初次对她进行访谈时，她是一名 22 岁的医疗技师，是一位一年级法学院学生的妻子。她妆容得体、衣着讲究，是一位很有魅力的年轻女士。她感到轻度到中度沮丧，主要由焦虑导致。在最初的访谈中，她告诉我，她经常感到焦虑和抑郁，所以前来寻求帮助。

戴维斯夫人称，她从青春期早期开始就会断断续续感到焦虑和抑郁，但是自从三个月前，她和丈夫从一个中西部城市搬到这里，她丈夫开始在法学院念书后，她的这种情绪就变得更为频繁且更加严重了。在搬家前几个月他们刚刚结婚，而且她之前从未这么长时间远离家人。戴维斯夫人刚刚被杜克大学医院聘用，她和丈夫就依靠这份工作的收入来支付家庭账单。在结婚前几个月她才接受完培训，这是她的第一份全职工作。

在我仔细翻看和记录她的医疗病史并对她进行精神病学检查后，我发现她没有精神病发作或缺乏自控力的行为迹象。她很聪明，看起来富有洞察力，也很明智。她想要找出她感到焦虑和抑郁的原因，并且下定决心要做出任何必要的改变，以过上更好的生活。简言之，她似乎是精神动力学心理治疗的理想对象。我跟我的导师仔细回顾了我的记录，导师提议说，投射心理测验也许有助于看出我们是否遗漏了什么重要信息。

有几种类型的心理测试可以用来评估一个人的心理状态。投射测验可用于了解一个人担忧的问题及其内心冲突，并测定他们处理人生挑战（体现出他们的适应能力）的心理适应模式或防御类型。有些心理适应模式比其他模式更有效。换言之，有些人在表现出焦虑、抑郁甚至更加原始的症状（如偏执观念等）前，能承受比其他人更大的心理压力。这类测试最常用的两种测试是主题统觉测验（thematic apperception test，TAT）和罗夏测验（Rorschach test）。

TAT 包含一组含有一个或多个人的 30 张图片，患者需要基于每张图片编一个故事。罗夏测验就是著名的墨迹测验。

戴维斯夫人欣然同意接受测试。之后，我与管理和解读这些测试的心理学家——一名职业声誉优良的资深教员见面了。她跟我一起回顾了测试结果，并让我确信，她没有测定到任何不让戴维斯夫人参与精神动力学心理治疗的理由。

有了这些结果，我饶有信心地指导戴维斯夫人了解治疗的"基本准则"。我希望她能准时参加 50 分钟一次的治疗（一周两次），并且尽可能地谈论她想到的事情，不管这些事情多么痛苦或困难，而且要不假思索地谈论。此外，她每月还要支付费用给诊所，我记得是每次治疗 1 美元。

同样地，我告诉戴维斯夫人，我在治疗中的责任是，每次治疗准时到，认真倾听并详细记录她所说的话。最后，我告诉她，在每次治疗的最后 10～15 分钟，我们都应该试图理解当天她所谈论内容的意思。我暗示说，在治疗刚开始时，我可能会对信息做更多的解读，但是随着治疗的进行，她会在这一过程中变得更熟练。

我们的工作以一起缓慢学习心理治疗过程而开始。每周我会跟导师见面，将我能记下的戴维斯夫人所说的每句话及我在治疗中不多的评论和问题念给导师听。我也会向导师汇报我对每次治疗最后所讨论的有关内容的含义的看法。然后导师会尽力帮助我更好地理解戴维斯夫人所说的话在意识层面和无意识层面的含义，并更好地理解治疗主题。

在大约六周里，一切似乎都很顺利。然后，在一次治疗中，刚开始很正常，但戴维斯夫人越来越对她工作部门的领导、她的丈夫，甚至是我表示怀疑。她认为，我们三个人在密谋对付她，且认为我违反了跟她的完全保密誓约。无论我怎么向她保证我没跟任何人说起她的事，都无济于事。我眼看着戴维斯夫人变得偏执并且越来越激动。我的知识和技能有限，没能发现任何警告和征兆。我清楚地记得，我当时特别惊讶，也很困惑，并感到深深的焦虑。是什么导致了戴维斯夫人的这一反应呢？

我很快将戴维斯夫人的注意力转移，从偏执思维转移到了工作和家庭的日常问题上。所幸，大概不到五分钟她就冷静下来，变得没那么疑心重了。到治疗结束，她似乎跟治疗刚开始时没什么两样了。她向我保证她没事。经过仔细考虑，我觉得可以放心让她离开了。

所幸，我当天晚一点要跟导师见面。他仔细听了我的报告，问了我几个问题，然后坐在椅子上认真思考发生的事情。几分钟后，他靠向我轻声说："欢迎来到边缘型人格障碍的神秘世界。"然后，他告诉我这一疾病的特征，还告诉我这些特征从 20 世纪 60 年代晚期开始为人们所知。尽管我在住院治疗服务中轮岗了多次，但是我记得在那之前没听说过这种诊断。他让我先去医学院图书馆仔细阅读更多有关边缘型人格障碍的信息，再对戴维斯夫人进行下一次的治疗。

这一阅读任务并不容易。常用的信息来源都没多少用处。当时主要的精神科教材几乎都未囊括多少有关边缘型人格障碍的有用信息。当时，美国精神医学学会的《精神障碍诊断与统计手册（第二版）》（DSM-Ⅱ）甚至没有包含这一疾病。我不得不从有关这一疾病信息的原始资料找起，开始查阅科学期刊上最初发表的相关文章，还有少数有关这一疾病的学术书籍，而这个过程非常费时。

刚开始阅读资料时，我对边缘型人格障碍的诊断困惑不已，一定程度上，我认为戴维斯夫人的预后效果也不乐观。专家们对定义边缘型人格障碍的具体症状并没有形成一致意见。有几个专家甚至称，这一疾病是为不符合其他疾病诊断标准的患者做出的"废纸篓诊断"，而这可能就是 DSM-Ⅱ 没有包含边缘型障碍的原因。这一疾病的诊断已经让人如此困惑，而除了心理分析外，其具体治疗就更不清楚了。而大部分作者都认为心理分析没有效果，甚至有几位作者认为心理分析是有害的。

我重新向我的导师汇报了这些结果，请求导师在我下一次见戴维斯夫人前给予我一些指导。通过阅读文献，我知道戴维斯夫人在治疗中出现短时间内精神活动脱离现实的表现，而对于接受精神动力学心理治疗或心理分析的边缘型障碍患者来说，这是可能出现的。实际上，有些临床医师认为这正是这一疾病的一个特征。很明显，戴维斯夫人的疾病诊断的巨大变化使我们有必要改变治疗方法。我的导师指导我，将治疗次数减少到一周一次，并将治疗方法转向支持性心理治疗。他还建议我慎用药物，因为药物对边缘型人格障碍患者很少起作用，可能只会让戴维斯夫人的情况变得更糟糕。

治疗再次开始。我必须告知戴维斯夫人她很可能符合边缘型人格障碍这一诊断，并向她解释治疗策略的变化。我不确定要如何提起边缘型人格障碍这一问题，因为我担心这会让她更加焦虑，特别是考虑到这个疾病的诊断和治疗都如此令人困惑，连我自己也没法很清楚地向她描述。不过，我想最好还是告诉她目前我所知道的，并尽可能跟她共同应对。然后，我们需要对治疗方法的改变进行讨论。

当我们再次见面时，我告知了戴维斯夫人我所了解的一切。起初，她很害怕，也很沮丧。经过一番讨论，她冷静下来了，这很不错，于是我们开始谈论治疗过程中可能会有的变化。我们会减少治疗的频率，并改变治疗方法。我建议我们每周只见一次，将问题聚焦在她当前生活中最相关的问题上，而不那么强调她的过去。我解释道，我将在治疗中问更多的问题，做更多的评论；我们需要集中在问题的解决策略上。然后，我提出未来在适当的情况下，可能会结合药物治疗。虽然戴维斯夫人同意改变治疗方法，但是她对药物的使用并不放心。我告诉她，我们不会急于使用药物，只有等到我们了解更多信息时才使用。她认为这样可以。

随着治疗的进行，我渐渐对戴维斯夫人问题的复杂性有了更清晰的了解。她处理日常生活、与丈夫的关系、工作上面临的挑战及"想家"问题的模式逐渐浮现出来。例如，正如我们所知道的，她经常跟丈夫生气，因为晚上和周末他都在学习法律，这样他没有很多时间跟她相处。这是她跟丈夫经常吵架的主要原因。在某种程度上，她能理解丈夫需要更多时间完成学业，但是她难以应对自己对这一问题的矛盾感受，因为她无法忍受这种空虚感，并且害怕丈夫不在乎自己。这种感觉越来越强烈，直到她极度生气，迫切需要他人关注。

在这种情况下，有时她会去机场，飞回老家，然后跟大学时的男友鬼混两三天。有一回，在又一次冲动出走后，她告诉我，她的大学男友很年轻，对她很好，会欣赏她，而且会跟她待在一起很久。然后我们讨论了这样出走对她和丈夫关系的影响，及如果她在工作日出走对她工作产生的影响。我们还讨论了如何用其他方法来应对她的孤独感和绝望感，以避免如此大的危害。

我们治疗了好几个月才弄明白她在何种情况下最有可能像上文所说的那样出走，并努力帮她找到更好的方法，去面对被丈夫拒绝、被抛弃及其他负面的感受。我们还达成一致，在她离家出走前的任何时候，她都可以给我打电话。然而，这一切似乎并没有起作用。

另一反复出现的问题是戴维斯夫人跟她上司的关系。根据戴维斯夫人的描述，她的上司似乎是一位善意、称职而进取心强的女性，但是她管理非常严苛。戴维斯夫人总认为她的上司从不给予自己帮助，反而还经常吹毛求疵。面对她的上司真实的批评或自己感觉到的批评，戴维斯夫人要么一个人生闷气，要么发脾气。她告诉我，有一次她实在控制不住情绪，就跑到医院停车场去找她的上司的车，想在车上弄出几个凹痕。所幸，她没能找到。我们一如既往地讨论了导致她愤怒爆发的事件、这份工作对她的重要性，以及处理这些情形的其他方法。她能理解这些相关问题，但是这些依然没能对她的想法或行为产生明显影响。这时，我自己都感到有些绝望，因为她的行为明显对她的婚姻和工作产生了严重影响。我的导师很支持我，但他也没法为我提供其他治疗方法。当然，他鼓励我不要灰心丧气，抓紧对戴维斯夫人进行治疗。

这时，我想起了一位患者，这位患者是我在前一年的门诊治疗服务中遇到的。他是一名牙医，当时他反复出现焦虑症状，甚至严重到无法工作或无法照顾自己的地步。心理治疗和当时常用的抗焦虑药或抗抑郁药都没能减轻他的焦虑，因此，他频繁提出短暂住院的要求，直到他能再次工作。他从未尝试使用强安定药（现被称为抗精神病药），所以我向我的导师提议，可以少量使用强安定药。结果，治疗进展良好，他的症状减轻了，住院次数少了，工作表现也提升了。我会在第 10 章中更加详细介绍这位患者。

基于这一经历，我想到低剂量使用抗精神病药也许能够帮助戴维斯夫人更好地控制自己的行为，尽管仍没有科学文献记载过这一结果。我跟戴维斯夫人提到了这一点，并告诉她，我仔细阅读了科学期刊来为她寻找帮助。然而，在当时大部分的有关这些药物使用的研究中，所用药物剂量都比我提议的大，并且其对边缘型人格障碍患者都产生了负面作用，因此相关研究都对此持非常悲观的态度。当时的研究认为，药物似乎并不能帮助边缘型人格障碍患者；相反，很多患者会因此而滥用抗焦虑药（当时被称为弱安定药），如安定、氯氮卓和甲丙氨酯等。在当时看来，按标准剂量使用抗抑郁药和抗精神病药通常只会产生难以忍受的副作用。

然而，由于我前一年的经历，我告诉戴维斯夫人，我觉得低剂量使用强安定药值得一试，特别是考虑到她在治疗早期有过一次精神活动脱离现实的情况。她问了更多关于这一强安定药的问题，然后我告诉她，我为她推荐的药物通常用于精神分裂症或严重的躁狂－抑郁（双相）障碍，只是用于这些疾病时，其剂量大得多。她听到这点，坚决地说："绝不用药。"

治疗又持续了几个月，却几乎没有进展。然后，不知道为什么，戴维斯夫人居然同意尝试使用药物治疗。在详细介绍了药物可能会带来的副作用后，我开始每天早晨给她使用很低剂量的三氟拉嗪，每天 1 毫克。而这一药物的常用剂量是每天 20~40 毫克。一周后，她说她觉得没那么焦虑、愤怒了。我们又等了一周，发现没有进一步改善，因此将剂量增加至每天 2 毫克。之后她说她的情绪反应、愤怒爆发和冲动行为明显减少，能保持相对冷静地跟她丈夫理性讨论他们的问题了。

不久之后，我们的心理治疗取得了第一次突破。戴维斯夫人在离家出走的那个晚上，在机场登机前给我打了个电话，当时很晚了。她以前从未这样做过。我们聊了一会儿，谈了最近几天发生的事情，又说起她冲动离开的后果，以及第二天紧急治疗的必要性，任何我可以想到的有必要说的事情我都跟她说了，就是为了阻止她登上那趟航班。最后，戴维斯夫人同意回家，第二天再来见我。自那以后，她几乎不会再临时起意飞回老家了。

戴维斯夫人在其他方面也取得了进步。她在工作中不再那么容易发火，也不会老是因为剧烈头疼和压力导致的其他身体问题而缺勤。她的冲动购物行为也减少了，不像之前那么频繁、那么奢侈地购物了。她似乎更能记住和用上我们治疗中所提到的方法了。

随着治疗的进展，戴维斯夫人会向我报告她想做但尚未实施的冲动行为。"我做这些事之前，可以听到你说，'你现在的生活怎么了？有哪几种选择？分别有何后果？'然后你会问，'那么，你认为最好的选择是什么？'因此我在跟你见面前，会努力把这些弄清楚，并尽力去做到。"

治疗又持续了一年，戴维斯夫人已经可以很好地控制自己的情绪了，且大部分决定都比较妥当；她和丈夫的关系彼此都还算满意；工作表现良好；她不再因远离父母而感到绝望；还在杜克大学和邻居中结交了一些不错的朋友。

我提出逐渐减少治疗频次，但是也谨慎地告诉她，如果需要，我们也可以随时增加。接下来的一年里，她只在体检或是有问题需要我帮助，抑或是为了让她自己安心、知道我随时能帮助她而保持联系时，才会跟我见面（那时我已经完成培训，成为杜克大学的一名教员）。这种治疗模式持续了几年。之后我得到了西雅图的华盛顿大学的教员职位。那时，我已充分了解到，戴维斯夫人和其他边缘型障碍患者一样，对离别极度敏感。因此，距我计划离开还有好几个月的时候，我就让她来见我，并讨论我离开的问题。接下来几个月，我们一起商讨如何减少我的离开给她带来的负面感受和担心。我为她推荐了我的几位同事，让她得以继续药物治疗并获得所需的帮助。所幸，她跟其中一位精神科医生很合拍，所以我向这位同事介绍了我们的治疗工作。

我仍时不时地会想起戴维斯夫人，希望她和她的家人一切都好。

我始终感恩我们能一起了解边缘型人格障碍。

我想现在你应该能理解这两则故事对我个人来说意义非凡的原因了。尽管这两则故事有相似之处，其结果却截然不同。丹尼丝的病没能得到成功治疗，最终导致她早逝，但是其实结局本来不必如此。我想知道，如果丹尼丝当时能服用患者现在所能获得的药物，接受现在的治疗，其生活轨迹会怎样？然而，当时患者没法获得现在的大多数药物和治疗，而丹尼丝最终也为了减少痛苦而酗酒。但戴维斯夫人的处境没有这般绝望，这是一个重要的不同之处，之后我将进一步展开讨论。

如果你能获得适当帮助，那么你也不会发展到丹尼丝那样的绝望程度。你有机会接受有效的治疗，这是前所未有的。第 10 章到第 12 章将会讨论实现这一目标的治疗过程。不过，为了充分利用治疗信息，你应更多地了解边缘型人格障碍的术语发展历史、该疾病的本质和病因，这将大有裨益。

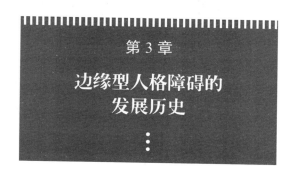

第 3 章

边缘型人格障碍的发展历史

当我的患者被确诊为边缘型人格障碍时，他们经常会对"边缘型"这一名称的含义和这一疾病的本质感到非常担心。他们经常上网搜索、研究这一主题，并看到类似"边缘型精神病""边缘型精神分裂症"和"精神分裂症前期"的术语。他们觉得这些术语挺吓人，这可以理解，但是我们也因此有必要对这一术语进行解释。

在过去 80 年的时间里，"边缘型"这一术语的含义和边缘型人格障碍的诊断标准都发生了很大变化。在这一发展历程中，"边缘型精神病""边缘型精神分裂症""精神分裂症前期"及其他术语都曾被使用过，对"边缘型"也有过不同的定义。本章我将追溯边缘型人格障碍诊断特征的主要概念的发展历程，对不同概念加以区分。其中，有些概念经受住了时间的考验，而有些概念则随着经验和研究的增加而逐渐被摒弃。我也将对比一些其他概念，如涉及边缘型人格障碍主要诊断问题的概念和该领域专家正在评估的概念。

我知道本章的有些资料可能刚开始看起来有些抽象，且似乎与应对日常生活中边缘型人格障碍所带来的问题不是特别相关。但请暂且相信我，我将在之后的许多章节中继续使用并以这些资料为基础。我深信，通过努力学习尽可能多的有关边缘型人格障碍的知识，一定会让你更好地掌控自己的生活。在生活的许多领域，知识就是优势，它能给你带来很多好处。

边缘型人格障碍诊断的发展历程

1980 年出版的《精神障碍诊断与统计手册（第三版）》（DSM-III）中，第一次官方使用了"边缘型人格障碍"这一术语。然而，人类认识到这一疾病的症状已有 3000 年之久了。

西奥多·米隆（Theodore Millon）（已故）是迈阿密大学和哈佛大学心理学家，同时也是一名人格专家和人格障碍评估专家。他从许多早期历史、文学和医学文献中，发现了许多与我们现在所说的"边缘型人格障碍"症状相符的记载。有些描述出现在荷马（Homer）、希波克拉底（Hippocrates）和古希腊医生阿莱泰乌斯（Aretaeus）的作品中。阿莱泰乌斯因其对边缘型人格障碍症状的描述和诊断而出名。更近一点的记载包括：1864 年泰奥菲勒·博内特（Theophile Bonet）、18 世纪塞缪尔·沙赫特（Samuel Schacht）和厄恩斯特·赫舍尔（Ernst Herschel）、19 世纪朱尔斯·巴亚尔热（Jules Baillarger）、法布里特一家（the Fabrets）和卡尔·卡尔鲍姆（Karl Kahlbaum）都描述过跟边缘型人格障碍非常相似的疾病，但当时对这些患者的行为还没有一致性的描述或诊断术语。

20 世纪初期，医学界对我们现在所说的边缘型人格障碍患者的关注有所增加。德国精神病学家埃米尔·克雷佩林（Emil Kraepelin）以其对精神障碍的描述和归类工作而出名。1921 年，他对表现出边缘型人格障碍的核心症状的患者进行了定义。两年后，欧洲精神病学家库尔特·施奈德（Kurt Schneider）也对此类患者进行了描述。

边缘型人格障碍的精神分析起源

20 世纪早期，精神分析学派的创始人——维也纳神经病学家和精神病学家西格蒙德·弗洛伊德（Sigmund Freud）的精神分析概念在美国精神病学中占主导地位。因此，精神分析师在这一时期对边缘型人格障碍的理解做出了重要贡献。

在这一时期，精神分析师发现有一些患者不符合当时任何已知的疾病诊断种类。他们使用精神分析方法治疗那些具有焦虑、抑郁和其他神经症引发的症状的患者。那时，没有精神病症状的其他所有精神障碍都被认为与神经症相关。尽管这些表现出边缘型人格障碍症状的患者刚开始和神经症患者看起来一样，但是，随着治疗的进行，治疗师们注意到他们有几个重要的不同。例如，有些患者在治疗过程中和其他时候，会短暂地表现出精神病特征。此外，他们在接受了精神分析后，病情似乎并没有得到改善。尽管患者似乎能理解治疗过程中的信息和整体概念，并且有些患者的病情有时似乎得到了改善，但这种改善却是暂时的，病情会经常复发，甚至经常会回到原样。

基于这些经历，一些精神分析师开始在医学文献中记录他们的观察。他们对影响患者的疾病类型、本质和病因进行了推测。正是在这一时期涌现出了许多术语，试图对这类患者进行准确归类，如"边缘型精神病""精神分裂症前期""假性神经症型精神分裂症"及"潜隐型精神分裂症"。这些疾病与前文所讨论的边缘型人格障碍的核心症状和其他疾病的症状重合（如图 3-1 所示）。然而，在这一时期，人们对于边缘型障碍疾病的诊断名称和标准、病因及最有效的治疗方法并没有形成清晰一致的意见。那时，一些精神分析师甚至认为，"边缘型"这一诊断缺乏有效性，而且并不完整，因此将其称为"废纸篓诊断"。他们还认为，这一术语的使用不过是因为这类患者不属于任何已存在的诊断类别。遗憾的是，现在仍有一些心理健康专业人士不认可边缘型障碍这一疾病的存在。本书中本章及其他章节都包含能证明这一疾病确确实实存在的证据。

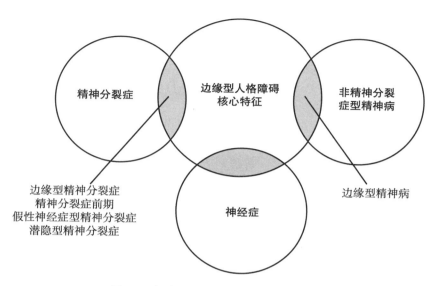

图 3-1　与边缘型人格障碍相关的早期概念

阿道夫·施特恩与边缘型群体

1938 年，面对这种术语使用混乱的情况，美国精神分析师阿道夫·施特恩（Adolph Stern）发表了一篇具有里程碑式意义的文章。在文章中，他定义了边缘型人格障碍的主要特征和本质，描述了患者在治疗中和治疗外的特定行为模式产生的原因，还提出了他认为比传统的精神分析更为有效的修订版治疗指导方针。施特恩将这些患者称为"边缘型群体"。施特恩对这些患者清晰而全面的描述，使许多人认为，"边缘型"（之前其英文是 border line，现用作

borderline）一词作为诊断术语的普及和持续使用及对该疾病主要特征的定义最应归功于施特恩。

施特恩列出的"边缘型群体"的十大特征为：

- 自恋；
- 心理失血；
- 过度敏感；
- 心理和身体僵硬——"僵硬型人格"；
- 消极治疗反应；
- 与生俱来且扎根于患者人格的自卑感；
- 受虐狂；
- 深层器质性不安全感或焦虑；
- 投射机制的使用；
- 很难进行现实思考，特别是在私人关系方面。

因为施特恩的这篇文章的主要读者、受众是其他精神分析师，所以你可能不太清楚有些术语的含义，但是我认为，理解施特恩当时赋予的含义能帮到我们，理由如下。

第一，你可以看到，施特恩所描述的特征和我在第 1 章描述的边缘型人格障碍现行诊断标准和特征有许多相似之处。二者皆是通过仔细观察和研究得出，时间跨度长达 80 年，而得出的症状具有一致性，这些证据表明边缘型人格障碍的诊断是有效的、完整的。

第二，在当时仅有的几篇对后世的有关思考和研究带来重大影响和激励的文章中，施特恩的文章是最早出现的一篇，在文献综述中它属于开创性的文章。例如，当讨论边缘型人格障碍的可能病因时，施特恩写道："这一群体不会因被爱而获得安全感，但其实这种安全感是每个小孩与生俱来的权利。这些患者在情感（自恋）方面营养不良。""自恋"一词指的是一个人珍视自己或爱自己的能力，那些自视过高的人在自我价值评估上超出了正常水平，所以我们把他们称为"自恋"。长期自我怀疑和自尊心弱的人，自恋程度通常低于正常水平。施特恩提出了早期缺乏父母之爱和其他早期创伤的概念，并认为这些是患上边缘型人格障碍的风险因素。此后，这些概念获得了大量研究的支持。

第三，施特恩曾认为罹患边缘型人格障碍的根本原因是某些个体固有的或天生的患病倾向。也就是说，施特恩提前 50 年就已经正确预测了边缘型人格障碍的风险因素包括基因和其他生物学因素。据目前的估计，这一疾病的遗传概率为 60%，即该疾病 60% 可以归因于基因因素，剩余的 40% 可以归因于第 4 章所提到的环境因素。

第四，施特恩认为，心理治疗要想取得成功，就必须对边缘型群体进行定义。他认为尽管精神分析仍然可行，但这种疗法有几处需要改进。治疗师应对患者给予帮助和支持，并注意不要对其进行批评，这点非常重要。他强调，注意力需要集中在患者和治疗师的关系上，而不是强调患者的过去或对其感受或行为的解读。这意味着，要持续用非指责的方式来处理过度依赖、黏人的行为、不切实际的预期及过度消极反应的问题。施特恩提到的许多原则被运用到了过去几十年来开发的针对边缘型人格障碍的治疗中（参见第 11 章和第 12 章）。

以下将对施特恩于 1938 年提出的边缘型障碍的特征进行逐一描述。

1. **自恋**。施特恩宣称，至少 75% 的边缘型群体在早年生活中没有获得健康而自发的母爱。他认为，仅仅这一因素或加上早期其他方面的缺失会导致患者严重缺乏自我肯定和自我价值的认知，从而使得患者更可能在压力之下产生很强的焦虑感。施特恩认为，这种由于严重缺乏自我肯定造成的焦虑是边缘型群体产生其他病症的主要原因。

2. **心理失血**。施特恩创造了这个术语，用来描述那些不能从痛苦和创伤经历中恢复并在压力之下崩溃的边缘型群体。

3. **过度敏感**。在施特恩看来，边缘型群体总是因为无足轻重的评论而感到被冒犯和委屈……并且有时会产生轻微的偏执想法。他认为，过度敏感是因为上文提到的性格中极度缺乏安全感，安全感缺乏会使患者“对危险过度小心和警觉”。显然，这一特征与边缘型人格障碍现行诊断标准中的情绪不稳定和压力导致的偏执思想症状相似（如表 1–2 所示）。

4. **心理僵硬或"僵硬型人格"**。施特恩所说的边缘型群体，会以身体和心理僵硬来应对外部和内部引发焦虑的压力。这种僵硬表现在对认知、思想、情绪、身体动作和痛苦的重复反应上。他强调，这些患者从儿童时期起就无法忍受变化，他们亦不能灵活应对压力。

5. **消极治疗反应**。施特恩观察到，边缘型群体的安全感较低，这就导致当患者认为治疗师的言论伤及他们自尊时，他们会感到焦虑、愤怒、受挫和抑郁。患者往往消极对待（好像自己遭到抛弃了似的）而不是积极对待治疗中的发现和治疗师的评论，而这些其实可能会帮到患者。这样的反应很普遍，因此很多治疗师不太愿意治疗边缘型人格障碍患者。这一特征与边缘型人格障碍现行诊断标准中的不合时宜的愤怒和情绪不稳定症状相似（如表 1–2 所示）。

6. **自卑感**。施特恩认为，边缘型群体会持续感到自卑，而这几乎会影响其整个人格。无论患者取得多大成就，这种自卑感会始终存在，且会造成患者认为自己的能力理应让自己有更加成熟的表现。这种能力和表现之间的巨大落差会导致患者严重焦虑，感到自己没办法行动，从而干脆不采取任何行动。

7. **受虐狂**。施特恩注意到，各种自我伤害行为普遍存在于边缘型群体的个人、职业和社会生活中。自我毁灭、自我伤害或准自杀行为［根据 J.M.G. 威廉斯（J. M. G. Williams）的定义，准自杀行为指任何有自杀意图或无自杀意图的非致命但严重的故意自我伤害行为〕是现在边缘型人格障碍的诊断标准之一（如表 1–2 所示）。

8. **"躯体"不安全感或焦虑**。这是指边缘型群体似乎总是缺乏自我肯定或自信。施特恩认为这可能是"身体"原因，即生物学原因造成的。这一固有的不足可以解释为何边缘型障碍患者难以从经历、表现提升和个人成长中获得自我肯定。这一特征与边缘型人格障碍现行诊断标准中的身份紊乱标准有些类似（如表 1–2 所示）。

9. **投射机制的使用**。施特恩认为，投射机制可以将边缘型群体和遭受精神障碍之苦的患者联系起来（如图 3–1 所示）。投射是指人无意识地从心理上将自己无法接受的品质归因于外部世界，从而缓解自己的焦虑。这会导致边缘型群体恶意揣度他人，而且在极度压力下会产生偏执思想。这一特征与现行边缘型障碍诊断标准中的偏执观念相关（如表 1–2 所示）。

10. **现实思考困难**。施特恩认为边缘型群体很难准确感知周围环境并进行现实思考。他引用的主要例子是，患者会用扭曲的态度和行为对待治疗师。他发现，一方面，边缘型群体认为治疗师无所不知、无所不能，能让他们感到开心和安全，极其有影响力，所以患者会极度依赖治疗师；另一方面，他们会消极应对治疗师阐释性或指导性的言论，他们常常觉得治疗师的这些言论伤到了他们脆弱的自尊或身份认同感。在这种情形下，患者常会感到焦虑、愤怒、受挫，且在情感上疏远治疗师。你可能已经注意到，这些反应与现行边缘型障碍诊断标准中紧张和不稳定的人际关系模式相似（如表 1–2 所示）。

现行边缘型人格障碍的九条诊断标准中，有七条出现在施特恩于 1938 年描述的边缘型十大特征中。在当时医学文献匮乏的情况下，施特恩主要基于零星的医学文献和他个人的临床观察而提出了这十大特征，我认为这是非常了不起的。

在施特恩的文章发表后的几十年里，有关边缘型人格障碍的其他文章和书籍的数量不多但持续增加，这为医学文献做出了重要贡献。我相信你会发现，有关边缘型障碍的思考历程既让人长见识又饶有趣味，至少它会消除一些有关这一疾病的错误认识——一个典型的例子就是认为边缘型人格障碍的诊断缺乏有效性。

罗伯特·奈特与边缘型状态

到了 20 世纪 40 年代，精神分析师罗伯特·奈特（Robert Knight）对我们认识和理解边缘型人格障碍做出了另一主要贡献。奈特将自我心理学领域的概念引入施特恩的边缘型人格障碍精神分析概念的框架中。自我心理学涉及的心理过程使我们能够有效处理我们的思想、感受，并对日常生活事件做出反应。这些被称为自我功能。

奈特认为，边缘型人格障碍患者的自我功能受到了损坏，包括：情绪管理；理性思考；感受、冲动和思想的整合；切实的规划；良好地适应周围世界；进入成熟的关系；有效地压制原始和基本冲动并重新输送能量。他还认为边缘型障碍患者的其他自我功能（如记忆力、计算能力和某些典型的行为）并未受到损坏。但我们现在已经知道，边缘型人格障碍患者的这些功能是有轻微受损的。奈特将患者的这些症状和自我功能障碍描述为"边缘型状态"。

奥托·科恩伯格与边缘型人格结构

20年后，美国精神分析师奥托·科恩伯格（Otto Kernberg）提出，边缘型障碍患者代表了一个特殊人群，其人格有着特定结构。他提出了一个精神障碍模型，这一模型由三类不同人格决定：精神病性人格结构，包括容易患有精神障碍的人群，如精神分裂症患者；神经症性人格结构，包括容易患有不那么严重的心理疾病的人群，如焦虑和抑郁神经症患者；边缘型人格结构，包括在以上两种情况之间并表现出我们现在所说的边缘型人格障碍症状的人群。他的工作进一步详尽阐述了奈特的结论：边缘型人格结构意味着这些患者的自我功能受到根本性的持续损伤。

此外，与他的同事相比，科恩伯格对精神分析治疗对边缘型人格患者的有效性持更加乐观的态度。他认为如果精神分析疗法使用得当，边缘型人格障碍患者人格的根本结构就可以发生积极和持续的变化。科恩伯格提出的模型、对治疗的乐观态度及对医学文献的显著贡献，激起了越来越多精神科医生对边缘型人格障碍的兴趣，而这正是我们迫切需要的。

边缘型人格障碍是如何成为有效诊断的

罗伊·格林克与边缘型综合征

1968 年，罗伊·格林克（Roy Grinker）和他的同事也对边缘型人格障碍的研究做出了重要贡献。当年，他们发表了涉及边缘型人格障碍患者的第一项实证研究结果。格林克和他的研究团队没有采用基于精神分析的概念和策略的研究方法，而是决定将言语和非言语行为作为科学的精神病学的基本数据。因此他们尝试用行为术语，对边缘型人格障碍患者紊乱的自我功能进行描述、分类和量化。

根据这些数据，格林克和他的同事得出结论——自我功能的某些损坏将他们所说的边缘型综合征与其他心理障碍区别开来。这些自我功能障碍表现为四个行为特征，这些特征最能确定是否为边缘型障碍患者：（1）情绪状态明显由愤怒主导；（2）情感关系缺陷；（3）自我身份认同受损；（4）抑郁性孤独感。

如第 1 章的表 1–2 所示，格林克的边缘型综合征四大行为特征是边缘型人格障碍的有效诊断标准。格林克及其同事的实证研究至关重要，因为这些研究为边缘型人格障碍特征的确定提供了研究模型，并对相关领域的进一步研究起到了激励作用，这些研究有助于对边缘型人格障碍主要诊断特征进行分类和证实。

约翰·冈德森与边缘型患者 / 边缘型人格障碍

约翰·冈德森是哈佛大学麦克林医院的精神科医生。他对边缘型人格障碍领域的第一个重大贡献是，在 1975 年与玛格丽特·辛格（Margaret Singer）发表了一篇名为《定义边缘型患者：概述》（*Defining Borderline Patients：An Overview*）的重要文章。这篇广受赞誉的文章回顾和总结了当时所有有关边缘型人格障碍的文献，并重新定义了这一疾病的主要特征。这篇文章受到的热烈响应促使冈德森及其同事开发了结构化研究工具——边缘型人格障碍患者诊断访谈（DIB），它使全世界的研究者能够开展针对同类型边缘型人格障碍患者的研究，并更有效地比较研究结果。这一项重大研究的突破，激励了大量有关各类边缘型人格障碍的研究。

冈德森及其同事的最初研究大都集中在定义边缘型障碍的一组诊断标准上，以明确将它与其他精神障碍区分开来。接着，哥伦比亚大学精神科医生罗伯特·斯皮策（Robert Spitzer）主持了一项大型实证研究。这些研究提供了最初的基本科学原理，使边缘型人格障碍诊断的有效性得以确认，也使得这一疾病被囊括进 1980 年出版的《精神障碍诊断与统计手册（第三版）》（DSM-III）中。

边缘型人格障碍（其官方名字）被列入 DSM-III 中，标志着以上我所提到的精神科医生及其他医生的努力到达了巅峰。当这一疾病引发了巨大的痛苦却一直尚未得到医学界的足够重视时，这些医生竭尽全力对该疾病进行了定义和证实。

越来越多的医学文献都包含了有关边缘型人格障碍的研究文章，这表明边缘型障碍越来越被认可为有效的临床诊断。20 世纪 70 年代中期，美国国家医学图书馆收录了约 100 篇有关边缘型人格障碍的同行评价研究论文。到了 20 世纪 80 年代中期，这一数量上升到了 1000 篇左右，到 2004 年总计有近 3000 篇，而现在已超过 8000 篇了。

边缘型人格障碍与其他疾病重叠症状的新变化

受冈德森的边缘型人格障碍诊断评估工具激励，一项重要的研究结果出现，即边缘型人格障碍与其他精神障碍的症状重叠部分的变化。起初，人们认为边缘型人格障碍与精神分裂症和非精神分裂症型精神病的重叠部分是最重要的（如图 3–1 所示）。直到 20 世纪 70 年代晚期，这仍然是主流观点。

许多不同研究策略，包括基因、流行病学和描述性研究策略中得到的数据，极大地改变了我们对这一领域的看法。首先，现在似乎很明显，边缘型人格障碍与精神分裂症不相关。其次，边缘型障碍与如下精神障碍有重要联系，但目前具体联系仍是未知的：情感障碍（重性抑郁障碍和双相Ⅱ型障碍）；酒精中毒及其他物质滥用障碍；创伤后应激障碍（PTSD）；注意缺陷多动障碍（ADHD）；及其他人格障碍，特别是反社会型人格障碍、分裂型人格障碍、表演型人格障碍和自恋型人格障碍（更多信息参见图 3-2）。我会在第 8 章中详细讨论这些精神障碍。

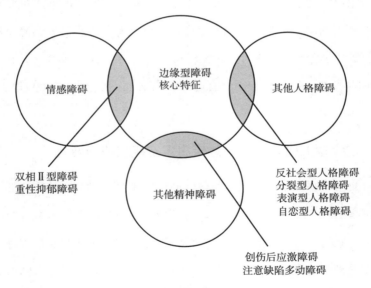

图3-2　边缘型障碍与其他疾病重叠的现行概念

边缘型人格障碍的神经生物学基础

20 世纪 80 年代，大量神经影像学、生化和遗传学研究表明，边缘型人格障碍与大脑特定神经通路中的特定神经生物障碍有关（参见第 7 章）。例如，神经影像学研究表明，与该疾病的许多症状相关的大脑区域的结构和功能发生了改变，这些症状包括情绪反应、情绪和行为调节，以及思维整合和推理。研究还发现患者的关键脑神经递质和神经调节物水平紊乱。

尽管边缘型障碍的不同诊断性特征的遗传概率差异很大，但据估计，该疾病的总体遗传率约为 60%。这对我们理解每个诊断性特征的遗传和环境风险因素的相互作用具有重要意义（参见第 4 章）。

边缘型人格障碍药物治疗的引入

1979 年，当时的流行观点是药物在治疗边缘型人格障碍方面没有价值，而约翰·布林克利（John Brinkley）、伯纳德·贝特曼和我对这一观点发起了挑战。我们提供了来自五个案例研究的证据，表明低剂量的神经安定剂（neuroleptic）（现在被称为第一代抗精神病药 FGA）似乎可以有效减轻患者的某些症状（参见第 10 章）。1986 年，我的研究团队做了两项针对边缘型人格障碍患者药物使用的安慰剂对照研究，其中的一项研究结果得以在 1986 年发表，该研究结果也支持上述提议。

保罗·索洛夫（Paul Soloff）和他的同事在随后的文章中报告了类似的发现，他们使用了不同的神经安定剂。从那时起，对类似药物的对照研究支持并拓展了最初的发现。此外，据报道，其他类别的药物对治疗边缘型人格障碍的症状也有效（参见第 10 章）。

针对边缘型人格障碍心理治疗的引入

1991 年，玛莎·林内翰（Marsha Linehan）引入了辩证行为疗法（DBT），这是一种特殊的、现已得到充分研究的心理疗法，适用于容易出现自残行为以及需要频繁、短暂住院的边缘型人格障碍患者。从那时起，专门针对边缘型人格障碍的其他形式的心理治疗也开发出来了（参见第 11 章）。

为边缘型人格障碍患者及其家人建立的倡导、教育和支持组织的发展

在过去 20 年里，人们成立了许多针对非专业人士的支持和倡导组织，这些组织还拓展了它们的兴趣范围，以提升对边缘型人格障碍的认识并改进其治疗方法。最著名的包括美国国家边缘型人格障碍教育联盟（NEA-BPD）、边缘型人格障碍资源中心（Borderline Personality Disorder Resource Center）、人格障碍治疗与研究发展协会（Treatment and Research Advancements Association for Personality

Disorder，TARA APD）、黑羊计划（BSP）和美国精神疾病联盟
（NAMI）。总的来说，这些组织的使命是提高对边缘型人格障碍及其
治疗的认识，为患者及家人提供擅长诊断和治疗边缘型人格障碍的临
床医生的名单，并为患者及其家人和朋友提供支持和教育机会。例如，
边缘型人格障碍资源中心旨在帮助可能患有边缘型人格障碍的个人及
其家人找到在诊断和治疗方面具有技能和经验的临床医生，并提供
其他有用的信息。一些组织（如 BSP 和 NAMI）还努力增加用于边
缘型人格障碍研究的联邦和私人基金会，并减少对该疾病的污名化。

总结

自 3000 年前开始用各种名称记录边缘型人格障碍患者的疾病症
状起，"边缘型人格障碍"这一术语经过漫长的演变而确定。最后，
当前的诊断名称是在 20 世纪从施特恩的边缘型群体、奈特的边缘型
状态、克恩贝格的边缘型人格结构、格林克的边缘型综合征和冈德
森的边缘型患者 / 边缘型人格障碍综合而来的。此外，当前边缘型人
格障碍的诊断标准以及该疾病本身的合法性得到了许多进行良好的
实证研究的支持。

边缘型人格障碍领域的其他重要进展包括在理解其患病率、给患者
带来的伤害、这一疾病的本质以及开发特定有效的药物和心理治疗方
法方面都取得了显著进步。这些问题将在本书的后续章节中详细讨论。

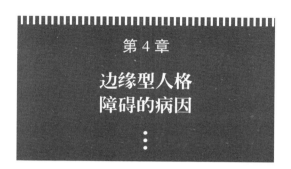

第 4 章

边缘型人格障碍的病因

在终于确信边缘型人格障碍不会让自己患上精神分裂症，也不会出现其他严重精神病后，我的患者和他们的家人想要了解边缘型人格障碍的病因。你可能也曾读到或听到过，这一疾病是由抚养方式不当引起的，比如患者没有得到足够的母爱，或者患者的父亲过于冷淡、挑剔、疏远。你也可能了解到，边缘型人格障碍患者的父母不能始终如一地为他们的小孩提供有条理的家庭生活并给予支持，而且家里人总是吵架、生气、发脾气，并且很多时候都是直接或间接地针对患有边缘型人格障碍的小孩。此外，据说边缘型人格障碍患者普遍都在儿童时期经历过情感、身体及性方面的虐待，而这些是患上这一疾病的严重风险因素。很不幸，患者可能在儿童时期不止一次遭受这类创伤，因此他们也就认为，自己早期的经历是现在经受困难的唯一原因，这种想法也是情有可原的。

尽管这些关于边缘型人格障碍病因的早期观念主要基于患者对治疗师的汇报，并没有经过验证，且几乎没有实证研究可以支持这些观点，但是这些观念却在好几十年里都非常盛行。当开始展开这一领域的研究时，研究结果仅部分证实了原先的观察。约 50% 的边缘型人格障碍患者确实经历过一次或多次这类早期创伤，但是剩下的 50% 的患者并没有这种儿时经历却也患上了这一疾病。此外，很多儿童有过创伤经历却并没有患上边缘型障碍。我们该如何理解这些发现？

边缘型人格障碍是否有环境或生物学原因

过去几十年的研究表明，与非边缘型人格障碍患者相比，边缘型人格障碍患者的特定神经通路发生了生物学改变。这些神经通路能控制边缘型人格障碍患者的某些核心行为，如情绪管理、冲动控制、认知和思维及人际关系，而患者的这些神经通路都出现了障碍。研究结果还显示，边缘型人格障碍患者的关键神经通路发生了持续的特定结构改变和功能改变。还有证据表明，基因因素在病变过程中也起到了重要作用。最后，研究发现，儿童时期经历过持续的严重情绪、身体或性虐待的人，比没有此类经历的人更可能患上边缘型人格障碍。重要的是，你和你的家人应该知道，生物学和环境因素都会导致这一疾病的患病风险增加。

这些研究发现都没有回答这一问题：生物学因素和环境因素哪个更重要？这一说法的问题在于，它割裂了思维和大脑的功能联系。尽管勒内·笛卡尔（René Descartes）的心脑分离理论非常流行，但其实并不存在这样的分离。大脑的所有心理和非心理功能都依赖于大脑中特定神经通路的活动。我将在本书的第 7 章描述边缘型人格障碍患者受损的心理功能与控制这些功能的神经通路之间的主要关系。从这些信息中引申出了另一个问题：如果上述关于大脑功能依赖大脑中特定神经通路的活动的论断是对的，那么环境风险因素是如何通过神经生物学机制使人更容易患上这一疾病的？

风险因素 vs 病因

基于目前的研究证据，我们有理由认为，边缘型人格障碍是生物学风险因素和环境风险因素相互作用的结果。风险因素并不完全等同于病因。当我们说 A 情形导致 B 情形时，两者间有直接的一对一的对应关系，一旦 A 情形出现，B 情形就会出现。例如，就目前所知，如果某人遗传了亨廷顿舞蹈症（一种致命的脑部退化疾病）的基因，则此人会不可避免地患上这一疾病。在这种情形下，这一基因缺陷就是这一疾病的病因，只需符合这一个条件就足以致病，而其他基因或环境风险因素并不会导致患上该疾病。

但是大部分疾病并非如此。例如，我们知道超过 20 种基因一旦出现异常，个体就会有患糖尿病的风险；大约需要4种或5种基因同时出现异常，个体才会有患糖尿病的严重风险。此外，可能有些大量携带基因风险的个体会患上此疾病，而其他有相似基因构成的个体却并不会患此病。是否患上糖尿病也部分取决于个人行为。上述携带基因风险的个体，受到某些环境因素的影响后，患糖尿病的危险会增大，如不健康的饮食、过度肥胖和缺乏锻炼。在有些例子中，这些环境因素似乎将决定个体是否会患上糖尿病。

换言之，多种基因风险因素和环境风险因素要么存在增加总体患病风险的作用，要么存在相互作用。基因风险越严重，患病所需的环境风险因素就越少；基因风险因素没那么严重，所需的环境风险因素就更多。现在很多专家都认为，许多疾病，包括边缘型人格障碍，似乎是许多基因同时发生变异造成的，这被称为"多基因病"，也就是说，需要多种基因变异相互作用才会表现出疾病症状。

因此，现在看来，似乎基因和环境紊乱的叠加或相互作用都是边缘型人格障碍的风险因素。

生物学风险因素

大约20岁的时候，我记得我问过我的外婆如何看待我们家庭成员间明显的个性差异，包括我和我的兄弟姐妹、堂兄弟姐妹及其他家族成员。她说："罗伯特，我这一生，见过整个家族近100个小孩的诞生（她来自一个法裔加拿大的大家族）。你们婴儿时是什么样，儿童、青少年和成年时就是什么样，几乎没有例外。你们任何一个人在整个一生中都没有很大的变化。我相信，很大程度上我们生来就是现在这个样子。"

外婆 12 岁就离开学校，给她的父亲和 6 个哥哥做饭、洗衣并照顾他们。家里人传说，外婆的妈妈因为要更好地照顾其中一个严重残疾的孩子而离开了他们。尽管外婆没接受过正规教育，但她敏锐的观察力和洞察力弥补了这一不足。我们现在已知，边缘型人格障碍患者的许多个性特征可以归因于基因和环境因素。

有两种类型的生物学风险因素会导致疾病的产生及发病经历。他们是遗传性（基因）因素和导致孕期胚胎发育异常的因素。如果以上两种生物学因素的任何一种因素影响到大脑的话，都有可能将人置于患上边缘型人格障碍的风险中，但大部分情况下基因因素占主导。

基因风险因素

过去 20 年发表的多项研究提供的证据表明，边缘型人格障碍具有明显的遗传倾向。尽管遗传易感程度因人格特征而异，但边缘型人格障碍的不同行为表现的总遗传率约为 60%（回顾一下，这里的"遗传率"是指遗传对行为的影响程度）。现在专家认为，遗传基因变异会使一些神经系统的正常运转受到损害，而这些神经系统则控制着情绪管理、冲动行为、认知和推理及人际关系等，这些都是边缘型人格障碍的核心行为特征。专家们认为，这些基因变异的数量和重要性决定着边缘型人格障碍患病风险的高低。

因此，边缘型人格障碍更常出现在有其他家庭成员患有边缘型人格障碍或其他有边缘型人格障碍行为特征的疾病的家庭中，这些疾病包括双相障碍、创伤后应激障碍、酒精中毒、其他与物质滥用有关的疾病和其他几种人格障碍。这些疾病似乎也是通过基因遗传的，都与神经通路异常有关，而且与这些疾病有关的、受影响的神经通路也同样会影响边缘型人格障碍患者（有关影响边缘型障碍行为特征的神经通路的更多信息，可参见第 7 章。）。

发育性风险因素

除了遗传性风险因素外，还有一个可能：导致边缘型人格障碍患者主要症状的相关神经系统在其出生前或出生后不久就发生了异常变化。如果这些发育性异常影响到控制边缘型人格障碍特征的神经系统，则可能增加患上边缘型人格障碍的风险。但是什么会导致这些子宫内和婴幼儿早期异常的发生？至少有两种可能。

第一种可能：据估计，大脑包含约 1000 亿个神经元（神经细胞）。为了让大脑正常运行所有功能，这些神经元必须以特定方式排列。它们必须在控制所有大脑功能的通路和回路中正确排列，这些功能包括视力、听力、运动活动、情绪、动机和思考。当某些神经通路没能正确排列而不能正常运转时，则会造成发育性疾病（如某些形式的心智迟缓和学习障碍）。又因为大脑中神经通路和神经连接数量庞大，某些神经通路和连接没能正常发育也就可以理解了。大脑中错位的神经连接越多，发育性疾病发生的可能性就越高。

第二种可能：发育性异常可能是因为在孕期或临产时，遭遇外部环境因素的影响，从而使胎儿大脑的正常发育受损。这些因素可能包括：营养不足；先天感染；母亲使用对胎儿有害的物质，如酒精、尼古丁或某些药物；胎儿出生时供血不足。我母亲就认为我妹妹丹尼丝之所以患上边缘型人格障碍，是因为她生丹尼丝时使用了麻醉药。这种观点正确的可能性比较小，我没听说任何实验证据可以支持这一结论。

如上所述，有证据表明，基因紊乱会影响控制边缘型人格障碍行为特征的神经系统，而这正好解释了为什么有些边缘型人格障碍患者的父母会说，这些儿童从出生或幼儿时期起就"与众不同"。

环境风险因素

很明显，生物学风险这一项因素就足够使人具有患上边缘型人格障碍的倾向。多项研究显示，环境风险因素也会增加个人的患病风险。边缘型人格障碍患者身上最常见的环境风险因素包括：早期与父母分离或失去父母、持续受到虐待、父母抚养不力或不良的社会风俗。

早期与父母分离或失去父母

很大比例的边缘型人格障碍患者有过在幼儿时期与父母亲中的一方或两方分开的经历。在这些家庭中，父母要么分居，要么离婚或者父亲或母亲在幼儿时期去世或抛弃了他们。有些边缘型人格障碍患者的父母自己就因遗传患上了某些精神疾病，包括双相障碍、严重抑郁、酒精中毒或包括犯罪行为在内的反社会型人格障碍。很明显，这些疾病影响了其作为父母抚养照顾儿童的能力，并使得他们远离自己的孩子或跟自己的孩子不亲近。

儿童期遭受虐待

边缘型人格障碍患者遭受的最常见的创伤是早期受到精神虐待、身体虐待和性虐待。多次性虐待经历在女性边缘型人格障碍患者身上比男性患者更常见，而长期身体虐待在男性边缘型人格障碍患者身上更常见。这种虐待可能来自家庭成员，也可能来自外人。持续的性虐待，特别是乱伦，造成了边缘型人格障碍患者高发的自残行为和自杀行为。

父母抚养不力

有大量证据显示，许多边缘型人格障碍患者遭受了父母对其抚养不力的痛苦。在这种情形下，抚养失败的状况有很多，包括一方或双方父母在照顾儿童时木然、无爱，给予的关照不持续且不体贴。抚养不力还包括：为儿童树立坏榜样；经常吵架、打架、分居，所在的家庭称不上安全的港湾。此外，父母不能为儿童做榜样，教他们如何有效地处理生活问题；还不能教授儿童处理内部情感紧张和冲突的策略和技能。最后，抚养不力还可能涉及不能保护儿童免受父（母）亲、其他家庭成员或外人的反复虐待。

应该注意，这些相同的环境风险因素因个人独特的遗传风险因素组合的不同，而可能导致截然不同的精神和身体疾病。并且，在没有重大精神疾病的生物学风险因素的情况下，有些儿童因为内在适应能力很强，甚至可以忍受巨大的环境压力而不会遭受严重的长期的心理后果。

不良社会风俗

已故心理学家西奥多·米隆提出西方文化中的两大社会和文化趋势会使人们陷入边缘型人格障碍的额外风险中。这两大趋势是：（1）社会风俗不仅不能补救已经受损的亲子关系，反而使亲子关系恶化；（2）社会机构的能力下降，不足以弥补受损亲子关系带来的危害。

一些小孩天生就难以整合信息和感受，加上父母疏于持续关注，可能还会经历不断变化的文化和价值观，这使得他们更加缺乏一致、稳定的自我认知和人生观。他们的亲密关系也可能不如他们的长辈们稳固。社会和技术变化也使他们对自己父母及其他人的工作价值不像过去的人一样了解。这些变化也使得父母更难帮助和鼓励他们养成得体的行为习惯，并像过去的人一样提供稳定的生活环境。而社会几乎也不能为有边缘型人格障碍风险的儿童提供可供效仿的价值观来稳固他们不稳定的人生观。在如此不稳定的环境下，这些儿童对命运和未来缺乏安全感。而对这些迫切需要建立清晰而持续的行为边界感的儿童来说，电视上短暂而往往具有破坏性的形象总体而言可能弊大于利。据估计，一名典型的18岁美国青少年上网的时间比跟父母互动或上学的时间还要多。最后一点，儿童与青少年对待毒品的态度随意，且获取毒品的途径便捷，进一步降低了他们调整情绪及冲动行为、清晰思考及建立更为成熟、健康的关系的能力。

传统社会风俗原本旨在支持家风，但是现在却不能持续起到这样的作用。而同辈群体在这方面也无法起作用。例如，大家庭的成员现在经常分布在全国各地、各个不同的街区、学校、教堂或其他社区组织中，因此家庭并不能像从前一样起到帮助塑造儿童的价值体系的关键作用。在现代美国社会，家庭不能再像从前一样为处于疾病风险中的儿童提供安全的港湾。

正如所有环境风险因素一样，并不是说社会文化因素一定会导致边缘型人格障碍。但是，这些因素可能会使原本就处在边缘型人格障碍高遗传风险的儿童和青少年陷入更高的整体环境风险中。

环境风险因素如何影响大脑

在早期生活中长期处在有害环境中，会造成儿童大脑永久性发育不良吗？更确切地说，早期生活持续遭受环境压力是否会永久性改变与边缘型人格障碍相关的关键神经系统？要回答这个问题，我们需要了解一些有关大脑如何发育及如何受经历影响的知识。

人脑在 20 岁前会持续发育。现在已知，儿童时期大脑的神经元数量比之后一些年要多得多。早期"过剩的"神经元似乎为人类提供了非凡的适应能力和生存价值。我们会利用并充分开发那些在特定环境下对我们的生存至关重要的神经通路。在某些情形下，这些神经通路可能控制的是我们打猎、打架、种植或建造房屋等体力活动的能力。在需要这些技能的环境中，协调这些功能的神经通路会比那些用得较少的神经通路发育得更好。此外，在这些方面天赋能力更强的人比天赋更弱的人存活和繁衍的概率更大。

在其他社会，智力比体力更为重要，其回报也更多。由于在这些社会中对环境的需求，控制智力的神经通路会发育得更好，因此整体来说在大脑功能方面最有天赋的人的表现比没那么有天赋的人更好。

不论天赋如何，大脑面对环境的需求，会将营养从用得较少的神经通路转向用得较多的神经通路。这一过程会精简大脑中用得不那么频繁的神经通路，从而节约能量用于生长和发育，并保证在更关键的领域的学习和表现。重要能力的开发和不那么重要的能力的精简，会让大脑在各种环境中以最高效率运转并达到最佳效果。

现在，让我们回到上面提出的问题，环境风险因素对儿童大脑功能有何影响？这一问题的答案正在调查之中。例如，研究显示，小时候遭遇性虐待且患有边缘型人格障碍的女性，其大脑某些区域会出现大脑功能异常，而受过虐待但并未患上边缘型人格障碍的女性的大脑的这些区域并无异常。尽管对这些研究结果的解读不一，但它们都表明，关键神经通路长期变化的部分原因可能在于早期的创伤经历与边缘型人格障碍的内在风险因素发生了相互作用。由于其他有害环境经历导致的这些大脑功能变化及其他类似变化可视为环境风险因素与内在生物学风险因素相互作用的机制，因此，其他环境风险因素可能会增加具有此类经历的人患上边缘型人格障碍的可能性。

从生物学角度来看，父（母）不给予支持的行为可能会导致儿童的恐惧系统永久性的异常敏感和过度反应。此外，长期虐待可能损害儿童的某些记忆通路的运转，使他记不起这些侵犯，同时也免受其带来的情绪痛苦。然而，在之后的生活中，压抑住对这些不愉快经历的记忆可能会不利于其适应生活，甚至可能导致分离性身份障碍发作，使患者无法记起某些重要经历。

早期跟父（母）亲分离或父（母）亲抚养不力可能导致儿童终身害怕分离或获得恰当自我价值感的能力受损。尽管反复的可怕经历导致的大脑变化似乎很难完全逆转，但是这些变化可以在很大程度上得到改善，我将在第 10 章和第 11 章中详尽论述这些改善方法。

生物学风险因素和环境风险因素如何相互作用

大多时候，上述环境压力对儿童都是有害的，哪怕是生来没有遭受任何基因损伤或发育性损伤的儿童也会受到影响。然而，当叠加上边缘型人格障碍的基因风险因素后，环境风险因素似乎会显著增加儿童患上边缘型人格障碍的风险，并使这一疾病的严重程度上升。这被称为"素质 – 应激模型"[①]。

素质 – 应激模型提出的一个问题是："哪些人生经历最可能增加边缘型人格障碍的患病风险？"如之前所说，边缘型人格障碍患者

① 这里"素质"指的是一个人患上某种医学疾病的倾向。——译者注

遭受有害经历的长期心理后果，是由涉及这一疾病症状的神经通路的变化决定的。此外，每项边缘型人格障碍的环境风险因素导致的长期心理和生物学变化的程度因压力的本质、持续时间、严重程度和该疾病的具体症状而异，且每个孩子的严重程度都不同。

让这一问题更为复杂的是，业内专家就哪些具体生物学风险因素和环境风险因素最为关键的问题尚未达成一致意见。例如，华盛顿大学心理学家玛莎·林内翰开发了一种边缘型障碍治疗方法（参见第 11 章），她认为边缘型人格障碍患者天生具有情绪管理不良的倾向，并且，因为父母惩罚或贬损儿童，而不是试图理解与帮助儿童处理情绪（即认同他们的问题），这种与生俱来的生理缺陷会因此而加剧。但是，哈佛大学的玛丽·扎纳里尼和西安大略大学的保罗·林克斯（Paul Links）则认为，冲动控制天生不足及后天学习不良是边缘型人格障碍的主要特征。康奈尔大学的奥托·克恩贝格及其同事、耶鲁大学的帕特丽夏·贾德（Patricia Judd）和托马斯·麦格拉申（Thomas McGlashan）则认为，导致边缘型人格障碍主要紊乱的原因是与父母的联结出现缺陷，即没能依靠父母的关心、养育和保护，以维持婴儿的安全和生存。这一缺陷会导致其思维分裂和认知不协调，而这些正是边缘型人格障碍的特征。

直到最近，还没有客观数据支持或反驳这些假设。但是，在 2013 年，特德·赖克伯恩 - 谢内鲁德（Ted Reichborn-Kjenncrud）、肯·肯德勒及其同事提供的证据表明，边缘型人格障碍诊断标准（见表 1–2）中的第 4 项和第 5 项（即冲动行为维度）的遗传性最高。他们的证据还表明，构成人际关系维度（第 1、第 2、第 3 和第 9 项标准）的遗传性最低。他们还发现了不论是生物因素还是环境因素，其中一个边缘型人格障碍因素对九项诊断标准都有很强的内在影响，而九个标准中有五个标准对遗传的影响为零或可以忽略不计。这些发现似乎支持前面所说的扎纳里尼和林克斯的假设，而不是克恩贝格、贾德和麦格拉申的假设。这些发现仍有待确定，因为必须有其他研究重复这些发现。

边缘型人格障碍患者及其父母、兄弟姐妹和其他家人都应该知道上述任一环境风险因素都不会直接导致边缘型人格障碍。还记得吧，很多遭受虐待、分离或抚养不力的人并未患上边缘型人格障碍，而有些边缘型人格障碍患者经历的环境风险因素很少或几乎没有。因此很可能某些重要的生物学风险因素与环境风险因素结合、相互作用和平衡才是患上边缘型人格障碍的必要条件。我们需要更多研究才能梳理清楚这些风险因素对于边缘型人格障碍的具体症状的作用和影响。这些知识将使更有针对性的药物治疗和心理治疗项目的开发成为可能。

研究发现的主要启示

很明显，越来越多的证据显示，生物学因素和环境因素都会增加患上边缘型人格障碍的风险。我们可以从这些研究结果中得出的一条结论是：在治疗边缘型人格障碍患者时，这些因素为结合药物使用和心理治疗的策略提供了科学基础。

能充分意识到这一点的意义至关重要。在我治疗过的中度至重度边缘型人格障碍患者中，有几个起初非常抗拒合理使用药物。其中包括具有高度冲动性的患者，如上所述，其受生物学变量影响显著。可以从这一发现合理得出假设，即这些主要受生物学影响的症状采用药物治疗会比心理治疗干预更有效。

正如我在第 2 章中所描述的，戴维斯夫人在治疗的早期拒绝使用药物，而这大幅增加了其康复治疗的持续时间，正是她的冲动行为对其治疗进展阻碍最大。因此，一开始她并不能从心理治疗中充分受益，直到她开始使用合适的药物，将其症状缓解至一定程度，从而使其能有效利用从治疗中所学的信息。

其他症状的遗传性数据也支持心理治疗的使用。我见过一些边缘型人格障碍患者非常愿意服药，他们希望利用药物快速、无痛地治愈疾病。但是，他们非常抗拒参与心理治疗，不愿接受治疗过程中的困难和变化。因此，他们也就没能获得他们应该获得的信息，学会他们早该掌握的技能。他们原本有机会在更年轻的时候获得这些，但他们的疾病症状阻碍了他们。

最后，从我的经验来看，如果患者能认识到本章所讨论的这些与边缘型人格障碍相关的生物学因素和环境因素的重要性，他们就不会如此抗拒药物治疗或心理治疗了。这就是为什么我会花时间向我的新患者仔细解释我们工作协议中关键的两个治疗组成部分的基本原理的原因。当患者最初拒绝使用这种治疗策略时，并不违反合同。与第 2 章中戴维斯夫人的情况一样，我发现当我们的医患关系建立得更加充分，并且他们信任我提出的建议时，大多数患者最终会同意采用这两种治疗方法。毕竟，如果我自己没有表现出合理程度的灵活性，却向接受治疗的患者建议，让他们要灵活并考虑对他们的行为做出重大改变，那么这是不公平且言行不一致的。

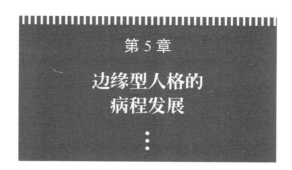

第 5 章

边缘型人格的
病程发展

所有疾病都具备的基本特征之一是其自然的发展历程，即这一疾病无论是否得到治疗，其从发病到最终结果通常会经历各个阶段。一种疾病的病程由几个特征决定：病理学（影响个体是否容易患病的特定基因或环境风险因素）；开始发病年龄；疾病本质、严重程度及症状发展；症状是否为急性、慢性或不定期发生；疾病治疗反应；病情预后或常见的可能后果。

儿童边缘型人格障碍的预兆

越来越多的证据表明边缘型人格障碍具有遗传和环境风险因素，这增强了我们对儿童类似行为障碍报告的兴趣。早期行为可能是青少年和成人疾病的先兆。儿童的这种紊乱及其影响很复杂，而且还没有得到很好的理解（将在下一章对此进行详细描述）。

青少年边缘型人格障碍

如果类似边缘型人格障碍的行为症状发生在儿童身上（这并不罕见），这些症状通常会随着他们进入前青春期而进一步发展，但这些行为并不一定真正会发展为边缘型人格障碍。边缘型人格障碍的全部症状最常见于青春期早期或成年早期。这是处于边缘型人格障碍高危风险中的人最容易患上此病的时期。青少年患上边缘型人格障碍时的初期症状与成年人患上此病的症状（参见第1章）非常相似。因此，了解边缘型人格障碍的精神健康医疗人员常常能够在患者青春期时就将这一疾病正确诊断出。

顺便说一句，值得注意的是，当本书的第一版于2004年出版时，许多精神健康从业者的普遍看法是，在18岁之前诊断边缘型人格障碍是不合适的。尽管2000年出版的《精神障碍诊断与统计手册（第四版文本修订版）》（*DSM-IV-TR*）中已明确提出了用于诊断青少年边缘型人格障碍的标准，但同时在许多培训中仍然教授了这种不适宜在18岁前诊断边缘型人格障碍的观点，并且这种观点在从业者中也很盛行。这一错误立场与事实脱节，危害极大，因此安德鲁·查宁（Andrew Chanen）和他的同事发表了一篇题为"青少年人格障碍：不敢说出名字的诊断"（Personality Disorder in Adolescents:

The Diagnosis That Dare Not Speak Its Name）的科学文章。这篇文章介绍了一个患有边缘型人格障碍的年轻女孩的案例研究。尽管在青少年中做出边缘型人格障碍诊断的阻力有所减弱，但请注意，这种阻力仍然很常见。如果你从从业者那里听到青少年不适合做边缘型人格障碍诊断这种错误说法，那么请向该领域具有更多知识和经验的其他人寻求意见。

尽管患上边缘型人格障碍的青少年的症状通常与成年人的症状相似，但是这些症状也会因年龄的不同而有所变化。一项有关住院治疗的青少年边缘型人格障碍患者的研究显示，2/3 的青少年显示出情绪不稳定、无法控制愤怒、感到空虚或无聊、冲动及自杀威胁或自杀姿态的症状。令人惊讶的是，在这项研究中，只有 1/3 的青少年边缘型人格障碍患者有过不稳定的亲密关系，且更少的人出现过身份紊乱。不过，我在住院治疗中心护理过许多患有边缘型人格障碍的青少年，我观察到他们中的大多数确实表现出了这些症状。由于这些是边缘型障碍的重要症状，因此，应对具有代表性的大样本的青少年边缘型人格障碍患者进行研究，以解释轶事观察和报告中的这种差异。除了这个方面，在这项研究中，从所有入院治疗的患者来看，边缘型障碍的患病率和症状在青少年期和成年期是相似的。

随着在青春期被诊断为边缘型人格障碍的患者进入成年早期，后续研究显示，他们中不到一半的人依然符合这一疾病的诊断标准。

这不是说，不符合诊断标准的患者就没有症状，只是他们的症状表现尚未达到 DSM-5 的分类诊断标准（应符合其中的 5 条症状）。他们可能有表 1-2 中的 9 条诊断标准中的 3～4 条症状，并且这些症状给他们带来了困扰，但是他们不符合这一疾病的完整诊断标准。例如，一项研究发现边缘型人格障碍的 3 种症状比其他症状持续时间更久，这些症状包括：空虚或无聊、不合时宜的强烈愤怒、不稳定的情绪。这些症状可能给患者带来很多困难，但是这些患者可能没有足够多的症状，不符合该疾病的诊断标准。患者可能不会开始所需的治疗，或治疗不会持续进行。这是从 DSM-Ⅲ 到 DSM-5 中采用的人格障碍诊断分类系统的缺陷之一。

情绪控制差

青春期的边缘型人格障碍患者与父母和兄弟姐妹的争吵比在儿童时期更加频繁，并且他们会因为很小的意见不一而激烈争吵。除了暴怒外，其他情绪控制差的症状也可能出现，如一段时间内喜怒无常、悲伤或焦虑。

边缘型人格障碍患者情绪失控的另一个特征是，一旦发生情绪过度反应，需要很长时间才能恢复到基线水平。对患有边缘型人格障碍的青少年来说，情况也是如此。有些青少年患者可能一开始会对某些活动表现出巨大热情，但不久就感到厌倦；患者的兴趣会很快从一个领域转向另一领域。此外，青少年患者通常很难完成需要坚持的项目。如上所述，边缘型人格障碍的这些特征导致患者难以建立有益且持久的友谊。除了一些例外，大多数关系都是突然建立和终止的。请注意，上述某些症状与 ADHD 的症状重叠，而 ADHD 在边缘型人格障碍患者中发生的频率是一般人群的五倍。这可能会使诊断人员感到困惑，在第 8 章中，我们会对这个问题予以解释。

容易冲动

严重的叛逆、不当行为可能首先出现在已经被诊断出患有边缘型人格障碍的青少年身上，或有些具有此类行为的青少年之后会被确诊为边缘型人格障碍。这些行为包括不愿意甚至拒绝写作业、无证驾驶、饮酒吸毒、很晚仍不归家、偷窃、不符合家庭标准或社会规范的穿着打扮和发型服饰、不端的性行为、旷课，以及跟有类似叛逆行为的同龄人交友。这些患者还可能参与破坏性行为，如破坏家具或他人财产，或对同龄人、兄弟姐妹甚至父母动粗。

此外，青春期患者也可能在这一时期开始出现自我伤害行为，通常包括用锋利的工具划或割手腕、手臂或腿，用其他方式自残；服用过量的阿司匹林或其他家用药物。这些自我伤害行为通常出现在跟父母或重要的人争吵后；跟他们或其他重要的人分开时或这些人威胁要分开时；还可能是被发现参与某些严重不端行为或要为某些严重不端行为负责时。当父母试图改变这些行为时，这些孩子的行为往往会更严重而不是会得以改善。因此，父母必须找到处理此类行为的其他方法。这个问题将在第 13 章中讨论。

认知、推理和其他认知功能障碍

有关青春期边缘型人格障碍患者症状的研究非常少。这些研究及一些轶事报告显示，身份紊乱、猜疑、偏执观念和分离发作可能出现在青少年边缘型人格障碍患者身上，尽管这些症状在成人期比在青春期更明显。临床经验显示，这些患者还可能难以像同龄人一样进行推理，特别是在社交场合和情绪压力下。

亲密关系障碍

青少年这一群体处于正常发展的重大两难境地。一方面，他们需要继续依靠父母和其他人提供许多日常必需品；另一方面，他们越来越渴望独立，但又常常很难在能力范围内明智地利用这种独立。在这个发展时期，应该强调：最牢固和持久的关系是建立在相互依赖的基础上，而不是建立在依赖或独立的基础上的。

对于青少年来说，哪怕是没有患上边缘型人格障碍，逐步实现独立并建立成熟的相互依赖的亲密关系也是一项艰难的任务。边缘型人格障碍的主要特征是过度依赖他人及难以与人建立健康而平衡的关系，因此青少年边缘型障碍患者比常人更难经历这一成熟化的正常过程，这一点并不令人意外。

因此，患者与父母、其他家人、朋友、恋人的关系可能会变得更加不稳定。随着患者将他们的依赖对象及矛盾关系从父母转向一个或多个同龄人，他们的父母经常在一夜之间成了"敌人"。他们可能首先会交一到两个非常亲密的同龄、同性别的朋友。然而，不久之后这种关系通常就会转向男朋友或女朋友。这些关系往往强烈而短暂，可能涉及过早发生性行为，并且无论因何种原因造成这些关系破裂，通常都会导致患者急剧崩溃，无法正常生活。例如，患者可能无法上学或完成作业，可能会不再跟家人、朋友互动，还可能出现头痛、腹痛等躯体症状。

成年早期的边缘型人格障碍

对于有些患者来说，在青春期后期、20 岁出头或更大一点之前，边缘型障碍的症状都不会明显扰乱他们的生活。但到 20 岁出头时，每个人的生活都会变得更为复杂且充满挑战。离家的压力、高等教育的要求、工作、婚姻及育儿都需要个人更加自立、自律，并具备建立健康的相互依赖关系的能力。要获得成功，我们必须信任他人，与他人分担我们的负担并协助他人。无论是在这一时期前还是在这一时期，边缘型人格障碍患者通常都很难获得这些适应能力。他们难以有效并持续处理成长带来的正常压力，而这正是边缘型人格障碍患者的情感、冲动、认知和身体症状造成的后果。这些症状可能在这一时期初次出现，当然如果之前这些症状就已经存在的话，它们会随着年龄的增长，在这一时期变得更严重或更频繁。边缘型障碍症状的严重程度可能会因人而异，且差异显著，因此会不同程度地扰乱患者的生活。

在开始治疗之前，我的大多数 20 出头或 25 岁左右的新患者通常都患有中度至重度边缘型人格障碍，他们说，生活似乎正在与他们擦肩而过。他们看着他们的朋友完成大学学业，找到有前途的好工作，结婚，甚至生孩子，而他们几乎没有完成任何一项重要的生活事件。当被问及为什么会这样时，他们的普遍回答是：缺乏动力、缺乏可靠的生活计划、对自己的认识无法统一，以及对自己的价值体系、强项和不足及喜好仅有模糊的概念，并且还没有明确的前进方向。他们经常和父母住在一起，许多患者没有工作，特别心烦意乱时，他们会用酒精和大麻来安慰自己。他们几乎没有同龄人所定义的亲密朋友，并且非常多疑。这些症状和行为可以用"身份认同严重紊乱"这一术语来概括。

症状不定期发作

无论边缘型人格障碍的症状何时初次出现及哪种症状最先出现、

其严重程度如何，这些症状常常都是在原本正常或不重要的行为下突然发作的。疾病发作通常出现在压力事件后，包括重大个人损失、跟人意见不一致等。有时，这些行为是对某些行为的严重后果做出的反应，如学习或工作不如意、盗窃、莽撞驾驶或酒驾，以及滥用酒精、毒品等。家庭假期聚会或其他场合带给他们的压力尤其大，此时也可能导致症状发作。有时患者或家人都不清楚为什么会发生这种情况，但一个共同的主题是，边缘型人格障碍患者通常会将自己视为家庭中的害群之马，认为与其他家庭成员是如此疏远和不同，以至于不能融入整个家庭。这种自我认知会导致愤怒、焦虑、悲伤和嫉妒。如此紧张的气氛又会让家人和朋友觉得他们必须不断地踩着蛋壳小心翼翼地行事，以防止在原本应该庆祝和欢乐的日子里发生重大的不快事件。

边缘型人格障碍患者的家人会逐渐了解在何种情况下患者最可能症状发作，并且开始痛恨这些场合。例如，假期或特殊庆祝活动期间的家庭聚会通常会导致边缘型人格障碍患者的症状复发，哪怕患者正在治疗中；其他触发因素是与伴侣争吵或分手。患者及家属面对反复的症状发作会越来越感到沮丧和灰心，而这种经历通常也会随着时间的推移而恶化并更加频繁。特别让人困惑的是，在疾病发作的间隔期，边缘型人格障碍患者可能没有任何症状，似乎过得还挺好的。这种无症状行为时期的存在会让下次的发作更难以忍受，因为这种复发像是患者故意挑起来的。

边缘型人格障碍的严重程度

边缘型人格障碍的症状及其严重程度因人而异。有些患者的症状非常轻微，治疗反应迅速且良好。而有的患者的症状则更严重，对他们来说，治疗方案更复杂，治疗时间更长。这种严重程度的差异是许多疾病的共同特征。例如，一些轻度糖尿病患者可能对饮食变化反应良好，只需要口服药物即可显著减少这一疾病的后果。其他糖尿病患者则需要严格的饮食限制，每日多次注射胰岛素，并且可能仍然控制不佳，出现严重的继发性医疗问题。

正如保罗·林克斯和罗纳德·赫斯莱格雷夫（Ronald Heslegrave）在他们的研究中发现的，严重程度是边缘型人格障碍长期后果的重要指标。重要的是要记住，如果你或你所爱的人患有严重的边缘型人格障碍，也并非没有希望，但这确实意味着你必须付出更多的努力和耐心才能做得更好。

不管边缘型人格障碍的严重程度如何，专门治疗这种疾病的精神科医生、其他医生及精神健康专业人员现在对边缘型人格障碍的治疗比 10 年前更加乐观，部分原因是基于我稍后将在本章和其他章节中讨论的治疗研究结果。此外，我们现在对边缘型人格障碍的本质的理解比过去发展得更快，专为边缘型人格障碍患者设计的治疗方法也在不断取得进展。并且我们现在知道，边缘型人格障碍患者及其家人的共同努力可以使其症状得到显著的改善。

　　我理解，对于患有边缘型人格障碍的青少年和年轻人的父母来说，找不到当地的精神科医生或其他在治疗边缘型人格障碍患者方面经验丰富的精神科临床医生可能会令人沮丧。如果你遇到此困难，"黑羊计划"和边缘型人格障碍资源中心可能对你特别有帮助。

边缘型人格障碍的误诊

　　许多边缘型人格障碍患者或其父母是在患者青春期到成年早期这一人生阶段开始第一次寻求医疗帮助。有些患者会就情绪和行为症状咨询精神科医生或其他心理健康专业人士，而有些患者则会去他们的初级保健医生处就诊并告知医生自己的一些身体症状。不幸的是，刚开始医生往往都未能识别边缘型人格障碍这一核心问题。在这种情形下，边缘型人格障碍患者会进行一系列精神和心理评估及医学化验，但结果通常是令人沮丧且失败的。这经常导致误诊和无效治疗，而这些至多不过是部分缓解和暂时缓解患者的症状，却会让患者感到沮丧和越来越绝望。

　　此时的患者处在他们生活的关键时期。如果能正确诊断，并且医术精湛的临床医师能提供有效治疗，那么预后效果将会是不错的。在确定了患者自身的真实身份认同和优点后，他们的疾病症状可以得到控制，生活可以稳定下来。但是，如果疾病不能被正确诊断，患者得不到有效护理，结果通常是非常不利的。

边缘型人格障碍的预后

直到最近，很多精神科医生和其他心理临床医师都认为，边缘型人格障碍患者的预后非常差或对此持"保留"意见。导致这种悲观情绪的部分原因是这一疾病是慢性的、偶发的，还会反复发作。此外，心理治疗和药物的标准化使用对抑郁症和焦虑症等其他心理疾病非常有用，但是对许多边缘型人格障碍患者却不是很有用，这使得专家们对此病的预后更为悲观。最后，人们普遍认为边缘型人格障碍患者预后差的另一原因可能是早期一些评估边缘型人格障碍治疗结果的研究在设计上存在缺陷。例如，这些研究通常只包含为数不多的几个在接受住院治疗的严重边缘型人格障碍患者，且这些研究经常没有对照组。这些因素可能导致研究结果存在偏见，使研究结果趋于负面。总体来说，这些早期研究的结果显示，许多患有严重边缘型人格障碍的患者在治疗后短期内表现不佳，但从长期来看表现更好。

最近的遗传研究为人们进一步了解边缘型人格障碍的预后提供了新的线索（参见第 3 章），这些研究通常是基于特定人群的复杂的定量研究。对患有边缘型人格障碍的个体从青春期到成年期的双胞胎研究表明，遗传因素的作用随着时间的推移而增加，环境因素的影响则按比例降低，然后保持不变。这意味着随着患者年龄的增长，边缘型人格障碍的遗传倾向比环境因素更有可能发挥作用。此

外，有明确的证据表明，基因与环境会相互作用。例如，在有被性
虐待史的个体中发现边缘型人格障碍的遗传率较低（24%），而在没
有此类虐待史的个体中发现该疾病的遗传率较高（47%，参见第 3
章）。此类研究还发现，边缘型人格障碍的不同症状具有不同的遗传
率。这些发现对针对该疾病的特定治疗干预措施的使用具有重要的
启示意义（参见第 10 章和第 11 章）。

最近的其他研究显示，这种对边缘型人格障碍预后的悲观态度
是没有根据的。很多边缘型人格障碍患者在服用专为他们开的特殊
药物，并接受特定形式的心理治疗后，取得了良好的治疗效果。有
证据显示，因为治疗效果的实现，60% ~ 75% 的患者随着时间的推
移，病情显著改善。但是，这并不意味着他们不再有任何症状，只
是说这些症状的严重程度显著降低，对患者及其家人的生活造成的
困扰和不便减少。

治疗对结果的影响

我一直强调，如果你或者你的家人患上边缘型人格障碍，你应
该心怀希望，但是我知道，这话说来容易做来难。你想要的是实实
在在的理由来让你心怀希望。在医学界，相信某种说法的最实在的
证据就是评估能有效检验关于这一说法的设计良好的研究的结果。
以下是三项有关边缘型人格障碍患者的重要研究，这些研究对患者进

行了多年的评估，而每项研究都会让你有理由心怀希望。我回顾这些有关边缘型人格障碍病程的研究的主要目的是为你提供进入和继续治疗的理由。这些研究表明，恰当的治疗是你掌控生活的最佳希望。

麦克林医院的研究

2014 年，玛丽·扎纳里尼及其在波士顿的哈佛大学麦克林医院的同事汇报了他们对 290 名边缘型障碍患者长达 16 年的前瞻性跟进研究的结果（前瞻性研究是为了在研究前而不是在患者接受治疗后，收集具体信息而设计的研究。这些研究提高了结果的准确度和有效性）。这些患者最初都在接受住院治疗，都用适当的症状评级工具仔细诊断过，并且符合《精神障碍诊断与统计手册（第三版）》的诊断标准。患者在初次住院及进入研究后的 16 年里，每隔两年接受一次评估，并且在整个研究过程中一直接受不同程度的治疗。在后续跟进中，研究人员需要对患者的症状和治疗反应进行全面的再评估。

研究者们汇报了以下三大主要发现。

1. 据报道，经过两年的治疗，60% 的患者已从边缘型人格障碍中康复（该研究将"康复"定义为症状缓解，或不再符合 DSM 的 BPD 诊断标准且能良好适应社会和职业要求）。

2. 发现六个因素可以预测患者是否能从 BPD 症状中更好地恢复。预测的积极因素包括：之前没有因精神病住过院、更高的智商、入院前两年有良好的职业记录、没有与焦虑相关的人格障碍、高度外向的性格和很高的亲和力。

3. 发现一些因素对患者恢复所需的时间有直接或间接影响：患者避免与他人接触的程度、他们的依赖程度、合作的人际交往方式、生活中未经历挫折（无论是在童年还是成年期间），并且患者或家人中没有得过其他的重大精神疾病。

在之前的一项研究中，研究者们报告说，接受集中治疗且病情得到缓解的边缘型人格障碍患者很少复发。他们总结道，接受集中治疗的边缘型人格障碍患者，一旦感到自己被人理解，并知道如何控制和更加有效适应自身症状后，会取得进步，缓解症状并且能随着研究的进行，继续取得进步。

并且，这些患者在四个领域的症状都会显著减少。但是，随着时间的推移，不同的症状会表现出不同的改善模式。一方面，情绪紊乱比其他症状持续得更久，在经过六年的治疗后，60%～80% 的患者仍有此症状；另一方面，有些冲动行为，特别是自残、尝试自杀、物质滥用及淫乱的行为会急剧减少，通常减少至最初的 1/3；其他冲动行为如暴饮暴食、言语暴力及大肆花钱在经过六年的治疗后仅减少约 1/3。

随着时间的推移，边缘型人格障碍在认知和人际关系方面的症状会比情绪症状减少得多，但是比冲动症状减少得少。在六年的时间里，有类似精神病想法的患者比例从约 50% 下降到 20%，而有奇怪想法的患者比例从 85% 下降到 50%。

此外，人际关系症状的某些方面比其他方面的改善情况更好。六年后，与治疗师相处困难的患者的比例从 50% 下降到 10%；患者中有冲突不断的关系、控制、施虐癖及要求过高、接受政府津贴的患者的比例从 60%～80% 下降到 25%～50%；难以忍受孤独、担心被抛弃或依赖他人的患者的比例从 90% 减少至 60%。

这项研究结果表明边缘型人格障碍由两组显著不同的症状构成。一组症状代表边缘型人格障碍患者性格方面的症状或长期症状，如长期的愤怒感或空虚感、猜疑、难以忍受孤独、害怕被抛弃等，这些症状似乎很难快速解决，因为大部分患者在接受治疗六年后仍声称自己有这些症状；另一组症状是这一疾病的急性症状，包括自残、尝试自杀、类精神病思想、治疗倒退，以及与治疗师的关系不融洽等，这些症状似乎会随着时间的推移更快地减少。

人格障碍合作性纵向研究

人格障碍合作性纵向研究（The Collaborative Longitudinal Personality Disorder Study，CLPDS）由美国国家心理健康研究所（NIMH）资助，由美国布朗大学、哥伦比亚大学、哈佛大学、得州农工大学、范德堡大学及耶鲁大学精神科研究基地展开合作，于 2003 年发表研究成果。它旨在对四种人格障碍的可能后果进行前瞻性研究，其中包含边缘型人格障碍。

研究发布了 160 名参与研究的边缘型人格障碍患者的症状突然"缓解"的可能原因。在研究的前 6 个月，18 名患者的症状减少到只符合两项或少于两项诊断标准。在这 18 名患者中，只有一名患者在两年的后续评估中症状复发。

在研究过程中，有 10 名患者的病情快速改善是由于情境发生了变化，使得处于极度环境压力下的患者的病情得以缓解。这种缓解通常要么是与新的伙伴建立了关系，要么是断掉了给其带来压力的亲密关系。类似这样的改变是非同寻常的，只有不到 6% 的研究对象声称经历过此类变化。

其他 5 名患者因为成功治疗了与边缘型人格障碍共病的急性心理障碍，从而使得边缘型人格障碍的病情快速缓解。这些心理障碍包括惊恐障碍、药物滥用、重性抑郁障碍和双相障碍（参见第 8 章可获得更多相关信息）。

这一研究的重大发现包括：在 160 名患者中，只有 11% 的患者在治疗的半年内病情得以大幅缓解，其他人（除了一名患者）在两年里症状持续得到缓解。如果现在使用更新的药物、心理治疗和行为改变方法（如停止饮酒）来复制这项研究，结果可能会更令人赞叹。

林克斯和赫斯莱格雷夫的研究

加拿大多伦多的保罗·林克斯和罗纳德·赫斯莱格雷夫联合发表了一系列有关 88 名边缘型人格障碍患者的前瞻性研究报道。这些研究在初次评估后的第二年和第七年对边缘型人格障碍患者再次进行了评估。

研究发现，47% 的患者在后续的七年里依然患有边缘型人格障碍。这一发现与其他研究者的研究发现非常一致：其他研究者估计，边缘型人格障碍的长期患病率稳定在 51%～57%。治疗反应和疾病稳定性的差异可能是一个或几个因素作用的结果。

例如，林克斯和赫斯莱格雷夫还确定了对边缘型人格障碍长期后果产生重要影响的因素。最初的冲动性水平对七年后续结果的影响比例为 25%；换言之，最初的冲动性水平越高，持续患有边缘型人格障碍的可能性就越大（鉴于边缘型人格障碍患者的冲动行为具有高度遗传性，这点并不让人意外）。最初诊断为边缘型人格障碍且有药物滥用的患者，在后续评估中仍患有边缘型人格障碍的可能性比非药物滥用者高一倍。研究还发现了其他两大对边缘型人格障碍发病历程和结果产生重大影响的因素：相较于症状没那么严重且没有经历过儿童期性虐待的患者而言，症状严重且儿时经历性虐待的患者的预期后续结果会更差。

研究者得出结论，持续患有边缘型人格障碍的人通常有更高的冲动性，且冲动性如同机器的引擎一般，会持续给边缘型障碍提供动力，让这一疾病始终存在于患者的生命中。研究者们继续指出，通过某些途径（如药物治疗和针对冲动控制的治疗）来改善冲动行为，也许能够帮助边缘型人格障碍患者建立更稳定而有意义的亲密关系。

整体来说，这些研究能让人更了解边缘型人格障碍的预后并受到鼓舞，并且这些研究还可以帮助人们摒弃边缘型人格障碍通常是慢性疾病且治疗反应差的错误观念。这些研究强烈显示出，通过有效治疗和更好地控制冲动行为，特别是物质滥用行为，可以使患者的很多症状得到巨大改善。尽管不是所有的症状改善程度都一样，但是这些症状都会有所改善。所以，决定病情改善速度和改善程度的一大主要因素是如有必要，一定要坚持接受治疗。

如果不接受治疗或过早退出治疗会怎样

不幸的是，由于种种原因，很多边缘型人格障碍患者并未寻求治疗或过早地退出了治疗。可能是他们害怕治疗，或治疗没能达到他们想要的效果，或者他们支付不起治疗费用了，也可能是他们不能从家人或配偶那里得到迫切需要的支持。还有就是患者自己不愿意或者做不到戒掉酒精、毒品或其他阻碍他们从治疗中受益的活动或行为。让人遗憾的是，部分患者在他们所在的社区中找不到训练有素的能够诊断和治疗边缘型人格障碍且致力于帮助该疾病患者治疗的精神科医生。

最后，有迹象表明，大部分边缘型人格障碍患者都强烈否认他们有任何问题，尽管他们的症状与那些欣然接受治疗的人相似。这种否认在许多患者中持续存在，并给他们的家人、朋友、同事等造成了很大的困扰。由于专业医护人员不常看到这一群体，因此，关于他们与寻求治疗的边缘型人格障碍患者的主要区别，我们目前知之甚少。

毫无意外，那些没有接受治疗或过早退出治疗的患者的预后远比不上其他成功用药物治疗后病情稳定且能一直坚持治疗，直到学会坚持运用技巧有效掌控自己生活的患者的预后。

因此，随着年龄的增长，如果得不到有效的治疗，你很可能会在婚姻、职业、社会生活、支持系统等方面遇到越来越多的严重问题。离婚、与原生家庭分离、被解雇、频繁的工作变动，以及无法维持健康的友谊和稳定的住所，这些问题在没有得到适当治疗的患者中很常见。治疗延迟的时间越长，对患者的生活造成的不可逆转的后果就越多，寻求帮助和做出必要的改变来打破这一恶性循环就越困难。

如果没有恰当的治疗，到中年时，患者的社会经济地位很可能会大幅下降，并且在经济和社交方面变得越来越困难。就在上一代人以前，对于大多数边缘型人格障碍患者来说，这种命运似乎是不可避免的。现在却不再是这样。现在，患者可以获得不同类型的帮助——这些帮助将为他们提供挽救生活的机会。为时不晚，患者一定要寻求并利用这种帮助。

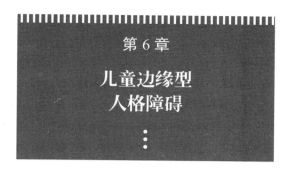

第 6 章

儿童边缘型
人格障碍

:

　　边缘型人格障碍通常会在青春期或成年初期首次被诊断出来。但是在疾病症状明显显现之前,有些最终患上这一疾病的儿童便会表现出行为问题。有些儿童表现出与青少年和成人边缘型障碍非常相似的症状,有些儿童则没有这些症状表现。本章将探索婴儿期和儿童期边缘型人格障碍的早期症状和病程。我还会提供一些建议,以保证你的孩子得到有关是否患有边缘型人格障碍或其他行为障碍的恰当评估,并且如有需要,能获得有效的治疗。本章对有如下行为的孩子的父母特别有帮助:经常发脾气、公然反抗和不听话;不尊重父母、老师和其他权威人士;说谎;偷窃;恶意伤害他人。如果你注意到自己的孩子有这些特征,并希望了解它们发生的原因以及你应该采取的行动,你可能会在本章中找到一些问题的答案。

边缘型人格障碍会影响儿童吗

当边缘型人格障碍患者的父母被问到，他们何时第一次注意到自己的孩子有问题时，他们会给出不同的答案。有的父母说，直到孩子青春期前，他们都没发现孩子有异常行为；有的父母则说，他们在孩子出生数周就发现了问题。这些母亲说，与兄弟姐妹在那么大的时候相比，他们注意到这个婴儿的性格有所不同。患病的婴儿似乎更容易出现腹绞痛，哭得更多，笑得更少，睡得没那么安稳，日常习惯的改变更容易让其不高兴，而且更难以安抚。

在儿童早期，有些后来被诊断出边缘型人格障碍的儿童通常被认为比他们的兄弟姐妹更苛刻，需要更多关注；有些儿童似乎更容易担心，更容易悲伤，且对批评更敏感，更容易因日常生活或计划的改变而烦恼，且更容易生气。他们更容易感到沮丧，且沮丧时可能会大发脾气；他们可能很难离开家到学校上学，并且在压力下可能出现一些身体症状，例如，扯下一小束头发、频繁的胃痉挛、头痛、进食问题和异常的睡眠模式。

尽管有父母的这些描述，但我们几乎没有系统收集的有关这些儿童的信息。成年边缘型人格障碍患者在儿童时期几乎都没看过精神科医生。有人认为，这是由于边缘型人格障碍 1∶3 的男女患病率的差异所致（随着严格收集的信息的增多，这种性别差异似乎有所减少）。女孩更少去看精神科医生和其他心理健康工作者，因为她们更有可能将自己的问题放在心里，而不会像男孩那样常常外露。此外，女孩在儿童时期看医生可能会被诊断为其他疾病。男孩则更可能被误诊为冲动控制障碍。

有些人后来会被诊断为边缘型人格障碍，但是我们对这些人的儿童期症状不确定的另一个原因是，随着时间的推移，青少年和成年边缘型人格障碍患者与他们父母的交流互动会变得困难，从而使其记忆经常失真。这种互动困难使人们的记忆变得模糊，导致信息可能不准确。

因此，医学文献中几乎没有关于儿童边缘型人格障碍特征的系统研究的报告。因此，关于该疾病在儿童期是否存在及应该采用何种诊断标准尚无明确的共识。

实际上，一些关于边缘型人格障碍最受欢迎的学术书籍甚至都没有提到儿童边缘型人格障碍。因此，如果你的孩子有严重的行为问题，那我认为还是很难获得明确的诊断和全面有效的治疗方案的信息。

在进一步介绍前，首先我想先列出关于儿童边缘型人格障碍我们需要理解的主要几点。

1. 正确诊断儿童边缘型障碍是一项非常困难和不确定的任务。
儿童边缘型人格障碍的诊断标准并不完全一致，并且这些标准在某种程度上与其他儿童行为障碍重叠。在本章中，我将回顾儿童边缘型人格障碍及其他与边缘型人格障碍相似的儿童疾病的不同诊断模式，以及儿童边缘型人格障碍的病程。例如，一些儿童期有边缘型人格障碍或其他疾病症状的儿童，成年后似乎还要继续遭受该疾病的困扰。回顾这些信息的目的是强调尽管难以对儿童严重的行为紊乱进行"正确"诊断，但是仍应尽可能提供诊断方法方面的信息。我还将讨论对孩子的重大行为紊乱做出最佳诊断的重要性。

2. **几乎所有有关儿童边缘型人格障碍生物学风险因素的研究均一致发现：被诊断为边缘型人格障碍的儿童都受过生物学损伤。**尽管这是一个令人痛苦的认识，但它可能会帮助你认识到这些孩子有真正的病理问题，而不只是行为不端或比其他孩子需要更严格的纪律而已。

3. **在儿童中发现的边缘型人格障碍的环境风险因素似乎与成年患者相似。**认识这些风险因素可以让你更有效地帮助孩子。

4. **及早诊断很重要。**关于家长何时应对孩子进行专业评估及孩子和家长如何才能得到最佳帮助，我将提供参考。这样你就可以学习新的策略，而这些策略有助于病情改善。

5. **关于儿童边缘型人格障碍患者的具体药理和心理治疗的有效性，几乎没有任何经过充分验证的信息。**但是，医学文献中有传闻称，审慎而明智地给有类似于边缘型人格障碍的严重行为紊乱的儿童合理使用药物，对这些儿童有益，能提升疗效和干预作用。

定义儿童边缘型人格障碍

对儿童边缘型人格障碍的早期描述与第 3 章中对成人患者的早期描述相似。例如，儿童精神科医生根据其临床观察记录到，一些儿童在认知和对许多日常经历的反应方面存在障碍。这些孩子表现出缺乏早期的愉快经历、超级敏感、易在压力下崩溃、难以忍受挫折、对父母和其他家庭成员具有攻击性以及推理困难。这些症状与第 1 章中所述的边缘型人格障碍的诊断标准相似。随后，医学文献中出现了数量有限的类似报告，这些报告大体描述了具有这些特征和其他与边缘型人格障碍青少年和成人患者相似特征的儿童。尽管其中一些孩子之后患上了边缘型人格障碍，但有些孩子却未患此病。显然，这意味着有这些问题的儿童不一定就患有边缘型人格障碍，或这些儿童患有边缘型人格障碍及其他共病（参见第 8 章）。

有关儿童边缘型人格障碍诊断的研究

为了定义儿童边缘型人格障碍的有效诊断标准，20 世纪 80 年代研究者曾以实证研究为基础，提出了三套不同的诊断标准。1982 年，朱尔斯·本波拉德（Jules Bemporad）和他在哈佛大学的同事系统地回顾了他们与 24 名住院治疗的儿童的经历，这些儿童的症状与先前医学文献中描述的边缘型障碍的症状相似，因此成为研究对象。总体而言，他们发现这些孩子基本上在每个领域都难以正常表现，并且没有某个单一的症状能使他们确诊。以下这些最能描述这些儿童的具体症状：

- 普遍发育迟缓；
- 会从神经质状态迅速转变为类似精神病状态；
- 有效应对焦虑的能力严重不足；
- 非常容易从现实思维转向幻想和怪异思维；
- 与父母、兄弟姐妹、其他家庭成员和其他儿童的关系受到严重干扰；
- 自控能力差，表现为难以处理沮丧和愤怒，导致大发脾气和发狂似的、不受控制的多动；
- 相关症状，如社交能力差、明显无法从经验中学习、自我照顾能力差、难以适应变化、神经系统软指征（如协调、认知和智力）表现的细微损害，以及表现在高低水平之间剧烈波动。

医生们还指出，尽管上述症状发作时会使儿童失去某些能力，但在其他时候这些儿童可能会像同龄人一样正常生活。

一组诊断标准是否有效取决于这组标准是否能够定义有相似病程和相似结果的患者。在最早一项涉及被诊断为边缘型人格障碍患者的儿童的后续研究中，唐纳·洛夫格伦（Donna Lofgren）、朱尔斯·本波拉德和他们的同事对 19 名儿童（6 ~ 10 岁）进行了追踪，这些儿童都入院治疗并符合本波拉德提出的该疾病的诊断标准。该研究的主要发现是，19 名儿童中有 16 人在首次经心理健康专家评估后的 10 ~ 20 年里，符合某种人格障碍的诊断标准。但是，只有 3 人在成年期被诊断为边缘型人格障碍（两名女性和一名男性），而 5 人在成年时被诊断为反社会人格障碍（5 人均为男性）。研究者们提出，本波拉德提出的儿童边缘型人格障碍诊断标准可以预测成年期人格障碍。这项研究的结果表明，本波拉德提出的标准不能区分儿童边缘型人格障碍和其他人格障碍。

1986 年，德博拉·格林曼（Deborah Greenman）、约翰·冈德森及其来自哈佛大学麦克林医院的同事，发表了其研究结果，这是继本波拉德后在定义儿童边缘型人格障碍方面的第二次尝试。他们研究了 86 名住院儿童，探讨了"儿童边缘型人格障碍"一词的有效性及其与成人边缘型人格障碍的关系。为此，他们修订了《边缘型诊断面试》（*Diagnostic Interview for Borderline*，DIB），供儿童患者使用。研究的 86 名儿童患者中有 27 名符合这些标准。

这项研究有许多发现。符合修订版的成人边缘型障碍诊断标准的儿童患者中，有 2/3 也符合本波拉德定义的标准。在这项研究中，所有诊断为边缘型障碍的儿童在冲动控制、思维和人际关系方面都存在障碍。与成年患者不同，符合格林曼／冈德森修改的成人边缘型障碍标准的儿童更有可能对他人发动攻击，而不是伤害自己。最后，他们发现在成年人中存在的许多边缘型人格障碍的生物学风险因素和环境风险因素（见第 4 章）也存在于患病儿童中。研究者们得出结论，他们的儿童边缘型人格障碍标准与本波拉德制定的标准之间有不少差异，因此需要更具区别性的准则来诊断儿童边缘型人格障碍。

在本波拉德和格林曼／冈德森研究进行的同时，唐纳德·科恩（Donald Cohen）及其耶鲁大学的同事正在采用另一种方法来确定患有被他们称为"边缘型综合征"的儿童的恰当诊断分类。1983 年，他们建议将边缘型人格障碍纳入由脑发育受损引起异常相关的各种儿童精神疾病的范围（参见第 4 章）。他们建议的部分原因在于，这些儿童脑部功能生理障碍很常见，通常在四岁时就很明显。

这时，他们定义了这些儿童的五个发育损伤区域模式。由于他们对此类儿童研究广泛，1993 年他们详细阐述并发表了该疾病的诊断标准，将其重新命名为多发性复杂发育障碍（MCDD）（*DSM-5* 未将 MCDD 列为精神障碍）。

MCDD 患儿的情绪（包括焦虑）调节能力受损程度超出了同龄儿童，因此他们表现出以下症状中的两种：

- 普遍强烈焦虑、紧张或易怒；
- 不寻常的害怕和恐惧；
- 反复出现惊恐发作、恐惧或充满焦虑；
- 持续数分钟至数天的行为紊乱并伴随明显的不成熟、原始本能和 / 或自残行为；
- 有或无环境原因下强烈的情绪波动；
- 频繁发生的带有个人特质的焦虑反应，例如持续的、不受控制的傻笑、头晕、大笑或不得体的"愚蠢"反应。

与同样心理年龄的儿童相比，MCDD 患儿表现出持续的社交行为障碍，同时也很敏感。尽管这些孩子（有时）具有社交能力，特别是在与成年人相处时，但他们仍表现出对社交无兴趣、冷漠、回避或退缩。通常他们的关系看起来友好而配合，但这只是表面上看起来如此，而且这么做主要是为了满足他们的物质需求。MCDD 使他们难以与其他孩子建立或维持关系，且与成年人的关系也受到干扰。他们经常表现出高度的矛盾情绪，尤其是对父母和照顾他们的人。这导致他们表现出黏人、过度控制、缺乏自信的行为或攻击、对立的行为，包括对父母、老师或治疗师的爱恨迅速转换的行为。他们在与他人共情或准确解读、理解他人情绪方面的能力非常有限。

患有 MCDD 的孩子的认知处理（思维）也受到损害，这可以表现为如下症状之一：

- 与同样心理年龄的儿童相比，表现出思想障碍，包括不理性，以及正常思维过程突然受到干扰；
- 魔幻思维；
- 编造新词或反复使用无意义的词；
- 思想消极；
- 公然的不合逻辑或离奇的想法；
- 混淆现实与幻想生活；
- 困惑和容易混淆（例如，难以理解社会状况且不能使自己的思想"直截了当"）；
- 妄想，包括对个人优势的幻想、偏执思考、与幻想人物的过度密切关系、对特异能力的不切实际的幻想及牵连观念。

以上症状必须存在六个月以上，并且该儿童未被诊断为自闭症，才符合 MCDD 诊断标准。

你可能已经注意到，这些标准与本波拉德提出的标准及成人边缘型障碍的诊断标准有很多重叠，且这些标准重点强调了边缘型人格障碍的四个维度中的三个：

- 情绪控制不佳；
- 认知和思维障碍；
- 明显的关系障碍。

虽然科恩和他的同事尚不清楚这一疾病的最终病程，但是他们

的确指出了，将这些儿童的问题看作先天的发育障碍而不是故意的
行为，更能让父母接受孩子的病情，并学习如何更好地应对这一疾
病。他们还提到了用药物治疗 MCDD 患儿的潜在益处，尤其是低剂
量的神经安定剂。正如我在第 10 章中将讨论并证明的，这类药物在
治疗成人边缘型障碍中非常有用。科恩和他的同事们认为，保守地
使用药物可使 MCDD 患儿更乐意学习，且能更有效地将事物联系
起来。将药物的使用和心理治疗相结合来治疗边缘型人格障碍儿童
的方法也适用于青少年和成人患者，也在治疗中被推荐使用（参见
第 12 章）。

与边缘型人格障碍相似的其他儿童行为障碍

DSM-5 中列出了可能与边缘型障碍的早期发作混淆的其他三种
疾病，即对立违抗障碍、品行障碍和注意缺陷多动障碍（ADHD）。
这是儿童精神科医生最常见到的三种儿童精神疾病。第四种儿童疾
病被称为"间歇性暴怒障碍"，它在 *DSM-5* 中首次出现，这种疾病
也有许多边缘型人格障碍和其他三种疾病的症状。通常很难将儿童
的这些疾病区分开来，正确的诊断可能仅在一些儿童进入青春期才
变得明显。但是，由于这些疾病的症状确实与边缘型人格障碍的症
状有一定程度的重叠，因此很重要的一点是，大家能轻易获得这些
疾病的诊断标准，从而避免可能的误诊和不当的治疗。

对立违抗性障碍

患有对立违抗性障碍（oppositional defiant disorder，ODD）的儿童会出现至少持续六个月的消极、对立和反抗行为模式，这种现象在类似年龄和发育水平的儿童中并不常见。在此期间，会存在以下至少四种症状：

- 经常发脾气；
- 经常与成年人争吵；
- 经常故意违抗或拒绝遵守成年人的要求或规定；
- 经常故意惹人生气；
- 经常会因自己的错误或行为不当而责备他人；
- 经常容易生气或被他人惹恼；
- 经常发怒和怨恨；
- 经常故意惹恼他人或想报复他人。

这些症状会导致孩子的社交和学习状况出现重大问题，并且只有孩子并未确诊为品行障碍、心境障碍或精神性疾病，方能诊断为对立违抗性障碍。

请记住，对立违抗性障碍患儿不会表现出边缘型障碍或 MCDD 患儿表现出的思维障碍，或 ADHD 患儿的注意力障碍，也没有这些疾病和品行障碍患儿表现出的冲动行为。

品行障碍

品行障碍是一种反复不断的行为模式，在这种模式下，儿童或青少年会侵犯他人的基本权利，或者违反社会规范或规则。在过去的 12 个月中，符合至少三项如下标准且在过去六个月中至少符合如下一项标准，则可以诊断为品行障碍。

- 品行障碍患儿经常通过故意放火或其他方式来造成严重损害、破坏财物。
- 这些患儿欺骗他人且偷盗：他们闯入别人的房屋、建筑或汽车；常常为了获得物品、好处或逃避义务而撒谎，也就是说，他们会"坑骗"他人；在没有与受害者对抗的情况下，通过入店行窃或伪造，盗窃具有重大价值的物品。
- 品行障碍患儿严重违反规则：在这些儿童不满 13 岁时，尽管父母会禁止他们夜不归宿，但他们依然会这么做；跟父母或家长式人物住在一起时，他们至少两次离家出走或至少有一次长时间离家出走；从 13 岁前开始，他们就经常旷课。

一些在儿童期被诊断为边缘型人格障碍的患儿在青春期则被诊断为品行障碍。出于无法确定的原因，这种情况在男孩中似乎比在女孩中发生频率更高。品行障碍和边缘型人格障碍的区别非常关键，因为二者的治疗方法截然不同。例如，药物和心理治疗似乎对品行障碍患儿没有特别的帮助，但是对边缘型人格障碍患儿则有一些好处。

注意缺陷多动障碍（ADHD）

我在第 8 章描述了注意缺陷多动障碍（俗称多动症）的诊断标准，该标准也适用于儿童。同样，区分边缘型人格障碍和 ADHD 也很重要，因为现在已知这两种疾病的有效治疗方法非常不同。但是，我们并非总是能够区分这两种疾病，因为它们可能会同时出现。在这种情况下，这两种疾病必须同时治疗。

间歇性暴怒障碍

与儿童边缘型人格障碍相似的第四种也是最后一种行为障碍在 *DSM-5* 中列出，被称为间歇性暴怒障碍（intermittent explosive disorder，IED）。该疾病的诊断需要满足如下标准：

- 反复出现行为暴发，这些行为暴发代表他们无法控制攻击性冲动，具体表现为：（1）对财产、动物或对他人进行言语攻击或肢体攻击；（2）12 个月内发生三起涉及财产损失或破坏和 / 或导致动物或他人受伤的肢体攻击行为。
- 攻击的程度与他们面对的挑衅或社会心理压力因素严重不成比例。
- 反复发作的攻击性暴发不是事先预谋的，而是因冲动和 / 或因愤怒而暴发的。
- 反复发作的攻击性暴发会导致明显的痛苦，或导致职业或人际交往能力受损，或导致财务或法律相关的后果。

- 持续至少六年。
- 反复发作的攻击性暴发不能用另一种精神障碍或另一种医学状况或某种物质的生理作用来更好地解释。对于 6 ~ 18 岁的儿童，作为适应障碍的一部分发生的攻击性行为不应被视为间歇性暴怒障碍。

我们不知道被诊断为间歇性暴怒障碍的儿童在何种程度上符合现行的边缘型人格障碍诊断标准。这一疾病的症状似乎一直持续，许多儿童成年后仍然面临困难。我怀疑许多符合该疾病诊断标准的儿童也具有边缘型人格障碍、品行障碍或某种发育障碍的早期症状，因为这些疾病症状和风险因素相同。但随着时间的推移，最恰当的诊断会变得越来越清晰。

可以给儿童下边缘型人格障碍的诊断吗

在儿童生命如此早的阶段给其加上"精神障碍"的标签似乎是有害的，尤其是当我们尚不确定如何有效、可靠地诊断儿童边缘型人格障碍时。给儿童下边缘型人格障碍的诊断的确会给他们带去耻辱感，而否定这一点就是否认人们对精神障碍有负面看法这一事实。但是，人们必须权衡这种态度带来的有害后果，以及因这一疾病未能得到及时治疗而给儿童及其家人带来的短期和长期影响。

尽早发现儿童边缘型人格障碍的重要性

尽管我们掌握的有关儿童边缘型人格障碍的确切信息很少，但了解已知的知识仍然至关重要。原因很多：首先，边缘型人格障碍患儿或那些极有可能患上该疾病的青少年或成年人，可能会遭受我在前文中提到的环境创伤。如果孩子明显符合上述两个或三个边缘型人格障碍研究模型的诊断标准，并且这些迹象能及早被发现，那么经验丰富的精神科医生可以建议采取措施来保护他们并帮助他们的父母。其次，如果儿童的症状很严重，适当的药物治疗和心理治疗也许可以减轻其严重程度。这能让他们从恰当的教育干预措施中受益，并减少这一疾病的短期影响和长期影响。因此，该领域的大部分专家认为，不应放任这些行为而不予以治疗。最后，儿童及其父母可以接受治疗和咨询，学习应对边缘型人格障碍症状的方法。

如果你怀疑自己的孩子有边缘型人格障碍或具有我提到的任何疾病的症状，你必须立即寻求帮助，确定问题的本质，如果需要的话，也可以开始适当的治疗。请记住，你的孩子可能患上了一种需要治疗的疾病，而不仅仅是因为固执、倔强、任性而需要多点管教。孩子越早得到治疗，就能越早从痛苦中得到解脱，并且从长远来看，对他们造成的伤害也就越小。问问自己：如果我的孩子有严重的身体疾病症状，我会一再拖延对他们进行评估吗？接着，让我们一起来审视、证明儿童边缘型人格障碍与成人边缘型人格障碍一样，都是由生物学因素和环境因素引起的。

儿童边缘型人格障碍的生物学风险因素

如第 4 章所述，根据重复的定量遗传研究，现在公认，边缘型人格障碍的遗传率约为 60%，是遗传率最高的精神障碍中的一种。在本书的许多章节中，我还提供了其他科学证据，表明控制边缘型人格障碍患者行为的大脑通路发生了重大变化。医学科学家对这些发现不再有争议，因为它们就是事实。除非症状仅仅是轻度到中度，否则继续相信这一疾病只能由心理疗法进行治疗是非常有害的观念，会妨碍对你孩子的这一严重疾病的适当护理。

儿童边缘型人格障碍的环境风险因素

对于与成人和青少年边缘型人格障碍患者有相似症状的儿童，存在大量研究，它们对这些儿童的环境风险因素进行了调查。与依赖边缘型人格障碍成人患者或其父母的回忆的研究相比，这些研究的优势在于，它们更少受到时间或创伤经历导致的记忆扭曲的影响。

在对这类儿童的第一项研究中，贾斯万特·古兹德（Jaswant Guzder）、乔尔·帕里斯（Jole Paris）及其在麦吉尔大学的同事对因严重行为问题而参与日间治疗项目的 98 名儿童的病历进行了综述。

其中 41 名儿童符合格林曼 / 冈德森的边缘型人格障碍标准，剩下的 57 名儿童是对照组。这项研究的结果表明，儿童边缘型人格障碍患者的环境风险因素与成人边缘型人格障碍患者的环境风险因素相似。与不符合边缘型人格障碍诊断标准的儿童相比，边缘型人格障碍患儿遭受性虐待、身体虐待和严重忽视的现象更多。符合格林曼 / 冈德森的边缘型人格障碍诊断标准的儿童遭到持续虐待和父母忽视的证据明显更多。但是，这项研究结果有其局限性，因为该研究是对病历进行综述，而不是对儿童及其父母进行直接评估。

菲莉斯·泽尔科维茨（Phyllis Zelkowitz）、帕里斯和其在麦吉尔大学的同事最近进行的一项研究解决了这一数据收集形式的问题。他们直接评估了参与日间治疗项目的 86 名儿童，并采访了这些儿童父母中的至少一个人。35 名儿童符合格林曼 / 冈德森的边缘型人格障碍诊断标准，其余的儿童组成对照组。经历过性虐待的儿童诊断为边缘型人格障碍的可能性比对照组的儿童高三倍。目击暴力是使儿童处于边缘型病理风险的另一个因素。

自这些科学文章发表后，有更多的信息涌现来支持最初的发现，并增加了这一结论的可信度：边缘型人格障碍是必要的内在生物学风险因素与环境风险因素相互作用的结果。尽管单独的环境因素似乎并不会导致边缘型人格障碍，但有强烈证据显示它们更容易使具有基因风险因素的儿童患上这一疾病（参见第 4 章）。

什么时候应该对你的孩子进行评估

一旦接受了你的孩子可能有某种严重但是可以得到治疗的精神障碍，你的下一个挑战便开始了。现在，你必须找到一位在儿童精神障碍领域知识渊博、经验丰富且能胜任的儿童精神科医生。孩子的整体治疗和护理所涉及的原则与青少年和成人边缘型障碍非常相似，这是情理之中的。当然，其中也有许多重要的、与年龄相关的区别，如对儿童的治疗所需要的沟通程度与成人的不同。

在某些情况下，让父母理解需要为有行为问题的孩子寻求帮助并不难。如果你孩子的行为问题极其严重，经常扰乱正常的家庭常规活动及特殊活动，并严重干扰了孩子自己、其他家庭成员和朋友的学业、生活和幸福，那么显然是时候寻求帮助了。

但是，我并不想小看这一决定，走出这一步并不容易，因为人们对孩子的行为紊乱的忍耐程度不同。有些家庭比其他家庭更快地寻求帮助。但是，家庭的忍耐水平是决定是否寻求帮助的最佳标准吗？有些家庭的忍耐水平可能很高，以至于急需护理的孩子并没能得到护理。

很多时候，问题不在忍耐程度上，而在于你是否能接受自己的孩子可能需要专业帮助。我确实理解，父母很难想象自己的一个孩子可能患有严重的精神或身体疾病。父母对孩子寄予厚望，可能连他们的小缺点都难以接受，一想到孩子可能存在严重的问题，就更困难了。这样做与我们对孩子的梦想相冲突，真是特别令人心碎。

但是，你和你的孩子其实可以获得有效的帮助，你的孩子可以不用再受苦了。我希望这能给你带来一些安慰。作为父母，我们的主要任务之一是帮助我们的孩子了解他们的长处和局限，弄清楚如何更好地帮助他们在这些界限内创造美好的生活。这是一项非常艰巨的工作，但是正如我和我的妻子经常相互鼓励和彼此安慰时所说的，这是我们为人父母获得回报的方式之一（我和妻子有四个孩子，八个孙子、孙女——因此我们真的能理解）。

因此，无论你的忍耐和接受程度如何，我建议你在考虑何时应让儿童精神科医生对你的孩子进行评估时，将以下内容作为准则。

- 你孩子的行为与其兄弟姐妹或其他同龄的孩子的行为有显著不同，或者行为发生了重大变化。这些变化包括喜怒无常、焦虑、悲伤、愤怒暴发、不参与社会交往和学习表现差。
- 家庭成员、朋友、学校老师或其他人对你孩子的行为和表现表示担忧。
- 你怀疑这可能不仅仅是孩子正在经历的一个"阶段"，而是正在显现和恶化的一贯行为模式。
- 你确定孩子有几种边缘型障碍症状，或孩子的某些症状符合我在本章中讨论的其他类似儿童疾病的特征。

如何寻求专业帮助

对于大多数父母而言，一旦决定寻求帮助，接下来的两步就是找到可获得的最佳帮助，然后进行初次预约。

大中型社区比小社区更容易找到技术娴熟的儿童精神科专业人士。如果你住在距离大学医学院足够近的位置，那么大多数大学精神病学部都设有儿童和青少年精神病学系。如果你不住在大学附近，那么大中型社区通常会有一组或多组儿童精神科医生和其他儿童心理健康工作人员。

儿童精神科医生也可能在大小社区中设立自己的诊所，他们通常与其他受过训练并能熟练照料儿童的心理健康专业人员密切合作。另外他们还可能从孩子的学校医疗保健系统获得帮助。

如何知道你联系的心理健康专业人员是否合格

对于可能处于边缘型人格障碍早期阶段或患有类似边缘型人格障碍的其他疾病的儿童，某些儿童精神科医生及其同事在诊断和治疗方面比其他人具有更多的经验和技能。与医生的初次面谈的时间就足以确定你联系的医生是否具有所需的专业知识。

首先，应确定他们是否评估和治疗过具有类似行为困难的儿童。然后问问他们，根据他们的经验，这些儿童可能有什么不同的诊断。

如果他们列出了本章中讨论的许多诊断，请询问他们是否见过具有类似边缘型人格障碍症状的儿童。如果没有，我不会就此将他们排除在外，因为健康专家对此问题暂无共识。但是，如果他们告诉你，他们不认为应对儿童或青少年做出这类诊断，请询问他们会如何制订治疗计划以及该计划包含哪些内容。尝试确定正确或合理的诊断及替代方案的主要目的是确保该诊断能为进一步的评估和治疗计划提供重要指导。

其次，许多家长不同意用药物治疗他们孩子的边缘型人格障碍或其他严重行为障碍。我理解他们的担忧。除了 ADHD 之外，关于药物对患有这些疾病的儿童的有效性和安全性的对照研究仍然不多。但是，有一些报告显示，某些药物对这些孩子非常有帮助。例如，一些患有边缘型人格障碍、MCDD 和 IED 的儿童似乎确实受益于药物治疗，尤其是低剂量的第二代抗精神病药（参见第 10 章）。我敦促你仔细阅读第 10 章，并对这种可能的治疗方法保持开放的态度。如果你仍然不情愿，问自己一个问题：如果我的孩子患有中度至重度糖尿病，我会拒绝让他们使用胰岛素吗？

如果儿童精神科医生不使用第 10 章中列出的药物及心理治疗和家庭咨询，我会非常谨慎考虑这一选择是否可行。如果他们告诉你，不应对孩子使用任何药物，并且他们将集中住院或门诊心理治疗作为唯一可行的治疗方法，则请务必特别留心；相反，如果他们告诉你药物是主要干预措施，并且几乎不需要心理治疗，你也应留心。

请记住，对于许多儿童，尽管我们无法完全确保他们得到准确诊断并确定其病程，但是正确诊断概率还是很高的。因此，就我而言，找到一位了解相关医学文献，对各种诊断可能性和治疗方法持开放态度，并能与你和孩子保持良好沟通的精神科医生是最合理的。鉴于我们目前对儿童边缘型人格障碍的了解，这样的专业人员很可能会在现在和未来为你和孩子提供最好的帮助。

心理治疗

许多不同的心理治疗方法对边缘型人格障碍青少年和成人患者有效。此外，也有提供给其父母和家人的教育项目。要使这些方法对儿童起作用，则必须对其进行修改。例如，就儿童心理治疗而言，应该知道，12 岁左右的儿童才开始具备抽象思维能力，这一事实反映在学校向六年级和七年级儿童提供的教育材料有了重大变化。推理困难是边缘型人格障碍的主要症状；据报道，边缘型人格障碍患儿的听觉信息处理能力也受损。因此，治疗师和患病儿童的父母必须专注于找出弥补这些领域和其他领域损伤的方法。

例如，一般来说，儿童也很难准确地描述他们的感受，甚至对于患有边缘型人格障碍的青少年和成年人也是如此。儿童精神科医生和心理学家经过训练，能熟练而温和地帮助儿童理解他们的感受，通常通过"游戏疗法"进行。治疗师运用游戏疗法与儿童进行交流，这是因为与成年人相比，他们的言语能力尚不发达，并且他们难以有意识地进行抽象思维。一般来讲，游戏疗法包括治疗师和孩子用游戏或其他方式互动，并要求孩子讲故事。儿童通常是非常有创造力的故事讲述者，他们讲的故事常常揭示出他们无法用语言表达的担忧、矛盾的思想和感受及问题。

此外，你对孩子的日常反应也是治疗过程中非常关键的部分。作为治疗的一部分，你将学到新的方法来解读跟孩子的沟通，帮助孩子理解自己的感觉和行为，然后将这些能量引导到更积极的方向。你也可以从阅读罗斯·格林（Ross Greene）的书《暴脾气小孩》（*The Explosive Child*）中受益。他提供了许多有用的策略来指导你应对某些情境。

底线

科学文献表明，边缘型人格障碍作为一种独特的精神疾病，的确可能出现在一些儿童身上。但是，区分这一疾病与其他导致类似症状的儿童精神疾病仍然很难。因此，一种合理的方法是招募一个熟知边缘型人格障碍诊断和治疗问题的儿童精神科医生和一支治疗团队来进行治疗。理想情况下，这些专业人员应该技能熟练、经验丰富且对药物治疗和心理治疗方法保持开放灵活的态度，在危机发生时能给予你支持与帮助，并且可以与你和孩子进行无障碍沟通。

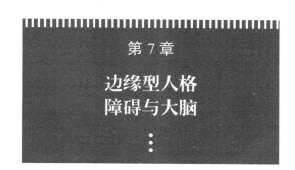

第 7 章

边缘型人格障碍与大脑

尽可能多地了解边缘型人格障碍症状的本质非常重要，只有这样，你才会对你的感受及行为产生的原因一清二楚。了解边缘型人格障碍的生物学基础可以让边缘型人格障碍不那么神秘，甚至让人更能接受这一疾病。

人们普遍认为，现代医学对大脑的工作原理知之甚少，无法解释出现精神障碍的大脑位置。正如一位愤世嫉俗者所说，"如果大脑简单到可以理解，我们就会简单到不能理解大脑"。直到过去的二三十年前，精神病学和神经病学基本上都如此。之所以如此，至少有三个原因。

第一，与其他身体器官不同，大脑被安全地封闭在头骨中。虽然头骨为这个最重要的器官提供了重要的保护，但它也限制了研究人员和临床医生试图揭开大脑奥秘的机会。

第二，作为人体的主要器官，大脑的结构、生理功能和生化过程比任何其他器官都要复杂许多量级。大脑的复杂性和非凡的活动水平可以通过它正常运作所需的营养量来清楚地证明。尽管大脑仅占个体总重的 1%~1.5%，但它每分钟接收的血液占心脏泵送的所有血液的 20%。身体主要能量来源的这种不成比例的分配清楚地表明大脑承担的任务多么巨大而重要。此外，人类基因组中有大约三万个基因，而大脑所使用的基因比身体的任何其他结构都要多。

第三，正如国际知名的神经科学家和神经病学家安东尼奥·达马西奥（Antonio Damasio）所指出的那样，几个世纪前著名哲学家勒内·笛卡尔提出的"大脑 – 思维"分裂概念大大阻碍了人们对大脑机制的兴趣。笛卡尔的论点是，思维的功能在大脑的生物结构和功能中没有实质性基础，其本质上是形而上学的。笛卡尔对当时及后来的思想领袖影响很大，它扼杀了好几代人在大脑这个关键领域的研究。

幸运的是，特别是在过去的几十年里，大幅的技术进步，尤其是在神经影像学、定量人类遗传学方法及其他有关大脑功能的研究领域的发现，使我们对大脑及其如何指挥身体运转和行为的知识呈指数级增长。本书不对这些快速的进步进行深入讨论，就我们的目的而言，底线是：边缘型人格障碍的症状似乎主要是调节情绪活动、冲动控制、思维和人际关系的神经系统中生化和生理因素的先天性和后天性紊乱的结果。无论这些异常是否源于遗传、发育或环境因素（如第 4 章所述），都是如此。

在讨论边缘型人格障碍患者的神经生物学障碍之前，我们必须从神经生物学的角度定义要考察的特定行为。下一节会对此进行讨论。

边缘型人格障碍的核心行为领域

著名神经科学家约瑟夫·勒杜（Joseph LeDoux）出版过多本论述行为与大脑功能关系的著作，他曾在《情绪化的大脑》（*The Emotional Brain*）一书中写道："心理功能的适度分析水平即是该功能在大脑中的反映水平。"为了理解涉及边缘型人格障碍的大脑结构及功能，我首先将简单回顾一下受边缘型人格障碍影响的几个主要行为领域（参见第 1 章），然后对它们的神经生物学基础进行描述。

领域一：情绪管理差

如果你患有边缘型人格障碍，你可能发现，你的情绪在 3 个方面受影响：情绪反应程度；情绪变化速度；情绪恢复至正常的速度。

不合情境的情绪反应

普通人的情绪反应与引发情绪反应的事件是相称的。例如，一个小的不快事件通常会造成较小的负面情绪，这种情绪可能是愤怒、悲伤或者焦虑等；同样地，一个较大的刺激会造成更激烈的反应。情绪反应与引发反应的事情是合理对应的。

而边缘型人格障碍患者的情绪反应通常与触发情境不相称，你可能对很多日常琐事反应过度。例如，你的伴侣小小的建设性批评可能会使你狂怒，进而引发激烈的争吵；短暂地与你觉得重要的人分开可能会使你过度焦虑、悲伤或愤怒；更严重的事情甚至会导致严重的情绪反应和行为后果，如亲密关系破裂可能会让你产生许多破坏性和自我伤害行为；不过，也有一些患者可能对令人烦恼的情形情绪反应程度过低，之后又感觉不好，但自己并不知道原因。

情绪不稳定

除了难以控制情绪反应程度，你也许还会经历情绪的快速变化：例如，你会很快从焦虑变得抑郁或愤怒。第 1 章中已提及，这种快速情绪变化可能导致你被误诊为双相障碍。

情绪恢复至正常水平延迟

一旦你变得高度情绪化，你可能发现与其他人相比，你需要更长时间才能恢复正常。这是边缘型人格障碍患者情绪调节障碍的另一特征。

因此，边缘型人格障碍患者控制情绪反应三大特征的大脑机制似乎不能正常运转。这使得情绪反应有时激烈而持久，因此也被称为"情绪风暴"。

领域二：容易冲动

大部分边缘型人格障碍患者不能有效控制他们的冲动，亦不能以合理而理性的方式行事，特别是他们高度情绪化时。在此情况下，你可能发现自己很难冷静下来，仔细想清楚所处情境并做出合理的决定，妥善处理。

大部分人都有过不理智或情绪失控的经历，人们做事或说话会有些冲动，但事后又会后悔。然而，绝大多数情况下，哪怕感到有压力，人们还是能够控制自己的情绪和冲动并恰当处事。但是，由于边缘型人格障碍患者控制冲动行为的大脑机制受损，患者难以形成和执行合理而恰当的反应。

领域三：认知和推理障碍

边缘型人格障碍患者会有许多认知和推理方面的问题，尤其是在患者有压力以及高度情绪化时。不过，很多时候这些问题没有那么引人注意。有大量证据表明，在边缘型人格障碍患者的大脑中，控制认知活动的系统无法正常运转。

边缘型人格障碍在这一领域的主要症状包括短暂压力下引发的偏执观念及分离障碍发作。你可能会：总感觉别人对你过度批评并对你不好；没有确定的核心价值观和信仰；对自己的优点和缺点不确定，因此对未来没有周密且合理的计划；难以看清、平衡和解决日常生活中的复杂问题，只是简单地认为人和事都是非黑即白、非好即坏的；很难对复杂问题进行推理并提出多种解决方案，明确各方案的优缺点，并做出最为合适的反应而不是为所欲为。

领域四：明显的人际关系障碍

边缘型人格障碍领域的一些专家认为，难以建立和维持成熟、健康和相互依赖的关系就像是边缘型人格障碍的驱动引擎一般。有边缘型人格障碍患者的母亲报告说，跟其他孩子相比，这个有边缘型人格障碍的孩子出生时就很难与其建立联结。最初，跟其兄弟姐妹小时候相比，这个婴儿更烦躁，哭得更频繁，更容易心烦意乱，也更难安抚。当这些孩子进入幼儿期时，他们表现出的依恋行为有时候是过度依恋和依赖，有时候则是完全拒绝接近，差异显著。

在学龄前，这些孩子比一般的儿童更难忍受分离，而这一特征会持续到他们入学。他们也难与其他孩子互动，表现出闷闷不乐、忧郁和孤僻的行为，偶尔还出现言语和身体攻击。这些特征在其青春期前会一直持续，到了青春期，这些特征的强度通常会急剧增加，范围会急剧扩大。这些青少年大多数没有得到专业帮助。对他们来说，边缘型人格障碍的症状，尤其是难以建立有效关系的症状，在更具挑战性的成年期早期继续加重。随着他们在社交和其他方面持续落后于同龄人，边缘型人格障碍的持续症状变得更加明显（参见第 1 章）。

在大脑层面理解边缘型人格障碍患者的行为

为什么边缘型人格障碍患者比常人更难控制他们的情绪和冲动、思维及推理，并且难以建立稳定积极的关系？为了回答这一问题，我们需要对大脑的运转方式有一些基本了解。你肯定会觉得这比你想象的容易且有趣。

据估计，大脑包含约 1000 亿个神经元。这些神经细胞的一个主要功能是：当神经元被其他神经元刺激到某种关键程度时，它会将神经冲动通过化学信使释放给另外的神经元（即将信号"发射"出去）。这一事实带来了一个问题：如果大脑是由神经元构成的，这些神经元通过简单地发射信号来执行自身功能，那么大脑不同的行为或功能是如何得以实现的呢？换言之，这些神经细胞发射信号，是如何产生视觉、味觉、触觉等感觉，以及身体动作、情绪、动机及思想的呢？行为的差异是因为神经元生来就有差别，还是这些神经元使用了不同的化学信使（即神经递质）？在一定程度上，不同类型的神经元在神经通路上有不同的功能，但是这些神经元通常存在于许多神经通路中，并且使用了基本一样的神经递质。因此，神经元及神经递质的不同不是大脑具备不同功能的主要原因。

神经通路与行为之间的关系

我们还未能完全理解大脑神经元的活动是如何实现不同功能的，但是似乎它们的不同主要是因为在大脑中位置的不同，以及与其他不同的神经通路和特定身体器官的联系不同。例如，一些神经元能连接视网膜和大脑处理视觉信息的区域（视觉皮层），刺激这些神经元就会产生视觉形象。如果这一神经通路的某个点位受伤，我们就不能看清东西，甚至会完全看不见。同样，连接大脑皮层其他区域与肌肉的神经元能控制肌肉收缩，从而产生运动。据了解，控制类似身体功能的神经元通路位于大脑的特定区域，这些区域在所有人和不同物种及类别的动物中基本相同。

尽管这些例子都非常直接，但是并不能回答更难的问题，即大脑神经元活动是如何产生情绪、记忆、思维，控制冲动并使人们能建立关系的。人们对这些问题仅知道部分答案。很大程度上，某些特定神经通路和回路的活动似乎可以控制这些功能以及其他一些功能。也就是说，正如视觉和运动一样，大脑某些神经通路的活动会产生特定情绪，而其他神经通路的活动会控制冲动，产生记忆和思想。因此，神经通路的位置对这些神经通路的功能起着关键的决定性作用。

大脑神经通路间的相互作用

尽管不同的大脑功能由不同神经通路的神经元活动决定，但是这些路径并不是彼此孤立的，它们会在大脑的特定位置相互作用。因此，多条路径的信息可以相互整合，相互影响。

例如，某些记忆神经通路的活动会产生特定的记忆，但是它们可能也会影响到产生情绪的神经通路。因此，一段美好的记忆可能叫人快乐；而另一段记忆则可能使人非常不愉快。反过来也一样，不同情绪下可能会产生相对应的记忆：当我们开心时，我们通常有开心愉快的记忆，行为表现也很愉悦；当我们悲伤时，我们可能回忆起生活中悲伤的事情，面容悲伤，行为表现忧郁。

情绪还会改变我们记起某件事情的能力。一件事情给人带来的情绪越强烈，通常在记忆中也会越生动，记忆留存的时间也更久。

此外，如果一件事引发了极其强烈和令人不安的情绪，那么我们可能不能准确、清晰地回忆起此事或者干脆忘记此事的重要部分，记忆则一直遭到"压抑"。

记忆过程包括许多不同的大脑功能，既有简单的功能，也有融入越来越复杂的行为中的功能。这些包括识别和处理以下信息的功能：气味；不同的图像；文字和声音；空间元素；其他人和他们的着装、行为、气味等；以及情感内容（单一情感或混合情感）——这些在一段时间内都会发生变化。这一过程的复杂性需要大量特定而不那么复杂的神经处理系统的参与。多个神经系统在大脑中的整合被称为"分布式处理"。这个概念只是表明复杂的大脑功能不会发生在大脑的单个回路或区域中，而是涉及从多个大脑区域收集信息并同时进行整合。

神经递质与大脑功能

神经元通过释放神经递质控制信号的发射，神经递质在下一神经元上与它们特定的接收器相互作用，从而增加或减少接收神经递质的下一神经元发射信号的可能性。也就是说，这种影响要么是兴奋性的，要么是抑制性的。

大脑中神经元产生的神经递质数量各不相同，而产生最多的两种分别是谷氨酸（一种兴奋性神经递质）和 γ - 氨基丁酸（GABA，一种抑制性神经递质）。几乎所有的大脑神经通路和神经回路都使用这两种化学信使。

此外，其他精神活性化学物质如多巴胺、血清素、乙酰胆碱和去甲肾上腺素被称为神经调节物，神经调节物会刺激或抑制大脑神经通路活动。大脑中将谷氨酸和 GABA 作为神经递质的神经元多达上亿个，而相对来说很少有神经元将神经调节物用作神经递质。据估计，大脑包含约 100 000 个产生多巴胺的神经元。但是，多巴胺与其他神经调节物对大脑活动和功能有很大影响。例如，如果某一神经通路缺少释放多巴胺的神经元，就会导致帕金森症；阿尔茨海默病则与缺少释放乙酰胆碱的神经元有关。

与边缘型人格障碍有关的神经系统

既然你对大脑神经通路与行为之间的关系有了基本理解，那就可以开始思考与边缘型人格障碍症状和行为有关的特定神经系统和神经递质紊乱了。许多研究数据都支持以下四个结论：（1）边缘型人格障碍患者的大脑中处理情绪反应的神经通路似乎过度活跃；（2）大脑中处理冲动控制的神经通路缺少抑制性神经递质 GABA；（3）边缘型人格障碍患者的大脑中负责理性思考、推理和发展稳定关系的关键部位受损；（4）建立并维持良好的人际关系依赖于上述许多通路的正常运作和整合运作。人们认为，这些重要神经系统的功能异常可以解释边缘型人格障碍的核心行为维度。更准确地说，边缘型人格障碍患者的这些神经回路出现了以下障碍：

- 情绪调节异常：（大脑）杏仁核系统；
- 容易冲动：前扣带皮层和眶内侧前额叶皮层系统；
- 认知 – 感知障碍：背外侧和其他前额叶皮层系统；
- 明显的亲密关系障碍：多个皮层下和皮层分布式处理系统。

情绪的神经系统

研究者们一致认为边缘型人格障碍患者的情绪反应不正常。例如，给边缘型人格障碍患者看两组面部表情图片，一组是中性的表情，另一组是害怕和生气的表情，患者通常对后者反应更大。这种"恐惧反应"由大脑中前颞叶中间区域被称为杏仁核的结构来控制（如图 7–1 所示）。杏仁核是一个神经系统的中心结构，负责处理情绪，它的主要功能是：

- 根据以往经验，决定新信息的情绪意义并将这些信息传达给其他神经回路做进一步解读，并使之采取适当行动；
- 快速以条件反射或非条件反射应对刺激；
- 为条件性情绪反应的产生提供重要的第一步。

经丘脑处理后的剩余信息被引导到前额叶皮层区域，以进行更精确的评估和适当的决策。这一系统不如杏仁核系统快速，但其所做的决策更加精细，因此能允许某种程度的有意识控制。这种控制由与前扣带皮层相关的结构和通路介导。该系统可将不恰当的冲动行为降至最低。

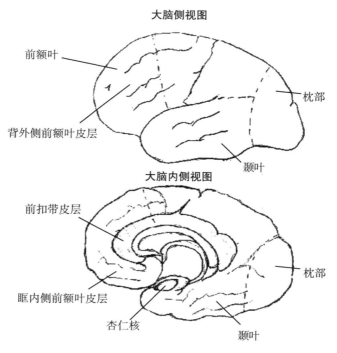

图 7-1　大脑侧视和内侧视图

注：大脑侧视和内侧视图显示出大脑中对情绪控制（杏仁核和眶内侧前额叶皮层）、冲动控制（前扣带皮层和眶内侧前额叶皮层）及认知－推理（背外侧前额叶皮层）非常重要的神经系统和通路。

　　如图 7-2 所示，杏仁核系统的主要神经通路和结构可传导信息并处理信息。传入的感觉信息在丘脑的传导接替站和处理结构处分离。接着，部分信号传至杏仁核，它会根据以往经验，迅速处理信息，确定其情绪重要性。然后，杏仁核开始做出适当的自动的内部和行为反应，包括最适应当时情景的程式化的身体、生理和荷尔蒙反应。

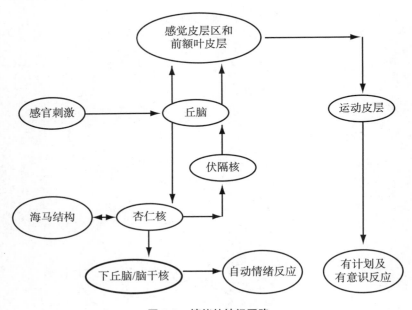

图 7-2　情绪的神经回路

注：来自感觉刺激的信息在大脑深层结构（丘脑）处得到处理并分离，然后部分信号传输到杏仁核，在此确定其情绪意义并做出适当的自动反应。接着，杏仁核处的部分信息会传输到伏隔核（NAC）做进一步处理，以分配适当级别的积极或消极动机和奖励。深层大脑结构的神经通路将信息传递到眶内侧前额叶皮层，所以我们能有意识地感知情绪反应，即我们常说的"感觉"。最后，在丘脑中分离的原始感觉信息中，还有一部分传到感觉皮层区域开始进一步评估。这种评估速度不如皮层下评估快，但相对皮层下评估来说，它是更加精确且有意识的评估。

条件性恐惧反应的神经生物学

以下具体例子可以清晰阐述上述复杂过程。在杏仁核系统控制的情绪相关行为中,研究得最充分的行为之一是条件性恐惧反应。一旦处于有害环境,我们会自动而快速产生条件性恐惧反应。例如,一个在操场反复被同龄孩子身体虐待的孩子,可能会将条件性恐惧反应应用到所有相似的地方。条件性恐惧反应通常的表现是,在开始的时候人无法移动,接着血压升高、心率加快,出现皮质醇水平和去甲肾上腺素水平升高等激素反应(激素是指内分泌器官分泌在血液中并对全身产生广泛保护作用的荷尔蒙)。

我们要了解这些情绪反应是无意识的,并且不受意识控制。此外,一旦发生中度至重度条件性恐惧反应,它似乎就永久地嵌入了大脑中。随着时间的流逝,这种反应可能会大大减少,但仍然会保留下来,并可能因各种让人记起最初发生的情景的刺激而重新被激活。因此,最新研究称边缘型人格障碍患者的杏仁核对压力刺激的反应比非边缘型人格障碍的人强,这就不足为奇了。杏仁核的这种高反应性并不仅仅存在于边缘型人格障碍患者中。例如,患有创伤后应激障碍(PTSD)的退伍军人对过去的战斗经历有非常生动的再体验记忆,他们感觉创伤战斗经历好像再次发生一样。给有类似战斗经历的 PTSD 和非 PTSD 的退伍军人看战斗图片后,经大脑扫描发现,患病军人的杏仁核要更为活跃。研究中涉及的边缘型人格障碍患者和患有 PTSD 的退伍军人似乎要么生来具有高反应性的恐惧系统，要么其恐惧反应系统因早期引起恐惧的创伤而变得具有高反应性，或两者兼而有之。

与常人相比，边缘型障碍患者更容易患上 PTSD、惊恐障碍和慢性焦虑症。

动机 / 奖励的神经通路与边缘型人格障碍

研究表明，杏仁核神经系统对恐惧和其他情绪进行调节。例如，动机和奖励经历在大脑中与情绪紧密相关。我们有动力去执行那些能带来积极奖励和感受的行为，也会避免那些产生负面反应和不愉快感受的情形和行为。控制动机和奖励的大脑通路贯穿大脑深处被称为伏隔核的结构，而伏隔核与杏仁核紧密相关（参见图 7–2）。伏隔核和杏仁核都是皮层下结构，对于确定经历的情绪意义和修正对它的适当反应至关重要。

在边缘型人格障碍患者的杏仁核系统中，掌控动机 / 奖励的区域似乎无法正常发挥作用。边缘型人格障碍患者的自我确定感和自我价值感低的特征似乎与未能从成就中获得对应的奖赏有关。对积极奖赏的这种弱化反应可能是杏仁核系统中的伏隔核的动机 / 奖励区域功能受损引起的。讽刺和不幸的是，边缘型人格障碍患者通常对负面刺激反应过度。

伏隔核中多巴胺神经调节物的正常活性对于动机 / 奖励系统正常运行至关重要。证据表明，边缘型人格障碍患者体内这种神经调节物的活性受到影响。伏隔核中的多巴胺活性异常还可能导致与边缘型人格障碍相关的抑郁和药物滥用的概率升高。酒精和许多成瘾性药物已被证明可以在短时间内刺激大脑此区域的多巴胺活性。

情绪和记忆

如前面所述，记忆和情绪是紧密相关的。大脑中，与记忆有关的重要结构是海马结构。它位于杏仁核附近，并通过强大的神经通路在结构和功能上与杏仁核相连（如图 7-1 和图 7-2 所示）。由于二者在解剖位置上接近，使得中低程度的压力和情绪反应能提升记忆，而巨大的压力和情绪反应则会影响记忆的形成和提取。情绪反应和记忆的这种密切关系可以解释为什么一些边缘型人格障碍患者在高压之下会出现短时间或长时间的记忆失误。

因此，情理之中的是，现在已经确定，边缘型人格障碍及其他共患疾病产生情绪症状的部分原因与杏仁核系统功能障碍，尤其是杏仁核系统过度活跃有关（参见第 8 章）。

冲动控制的神经系统

研究表明，边缘型人格障碍患者的大脑前额叶功能明显退化

（如图 7-1 所示）。前额叶中的神经通路和神经回路负责思考、计划、推理和评估事宜，然后负责采取相应行动。冲动控制的多个步骤过程的最后一步由前扣带皮层（ACC）和眶内侧前额叶皮层这两个皮层区域调节（参见图 7-1），通常被称为"自上而下的控制"。这些回路执行多种功能，包括：

- 有意识地评估直接从感觉系统和间接从杏仁核系统传递来的信息的情绪重要性；
- 评估对这些刺激的行为反应的潜在后果；
- 在行动前和行动中整合和调整这些反应；
- 存储此信息以备将来使用。

眶内侧和前扣带前额叶回路的这些功能对于控制冲动行为非常重要（参见图 7-3），其原因非常明显。这些回路对大脑深处的结构（如杏仁核系统）的自动活动进行有意识的"自上而下"的调节。较高水平的皮层给出的结论和做出的有意识的决定可以恰当地刺激或抑制无意识的较低水平的系统。但是，这种自上而下的控制尚不完整。例如，除非服用药物或具有从生物反馈训练中学得的特殊技能，否则在高度焦虑状态下，你很难让自己放松。因此，前额皮质回路受损可能会导致冲动控制减弱，因为跟冷静的时候相比，你更难做出正确决策并恰当行动。自上而下的过程从负责理性思考的皮层区域到前额叶皮层的眶内侧和前扣带区域呈线性发展。但是，是否有证据显示边缘型人格障碍患者大脑该区域的活动异常？

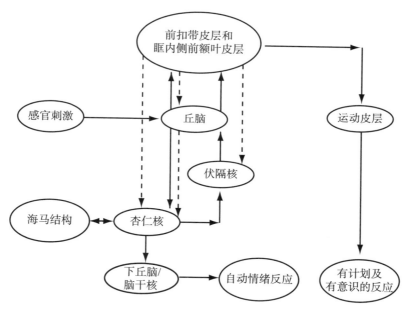

图 7-3　冲动控制的神经回路

注：一旦在皮质层级上针对事实和情绪内容处理了信息（如图 7-2 所示），前额
叶皮层区域，特别是前扣带和眶内侧前额叶皮层，将通过神经通路进行"自上而
下"的控制。这些神经通路连接皮层下系统，并对之产生刺激或抑制（如图 7-2
所示）。其中图中的虚线代表这些神经通路。

　　最近，有一项研究利用功能性磁共振成像（fMRI）扫描了边缘
型人格障碍患者的脑部，该技术可以显示大脑区域活动或功能水平
的 3D 图片，其结果揭示出了与此问题相关的重要数据。在试图抑制
不当行为的过程中，与非边缘型人格障碍患者相比，患有边缘型人
格障碍的被试的前扣带皮层与前额叶内侧区域结构之间的功能连接

性显著降低（参见图 7-1）。患者大脑该区域的活动受损程度与他们表现出的冲动程度有关。

边缘型人格障碍患者的冲动程度也与抑制性神经递质（GABA）的活性降低有关。这与对于控制冲动行为的通路中的神经调节物血清素水平的研究结果类似。低水平的 GABA 和血清素似乎会让人更加冲动。增加大脑中血清素活性的药物通常可以帮助边缘型人格障碍患者更好地控制冲动行为。但有趣的是，尚没有研究证明冲动控制和增强边缘型人格障碍患者 GABA 活性的药物之间有联系。

认知与推理的神经系统

我们知道，大脑前额叶的外侧部分（右侧和左侧）与思考、制订计划、推理和决策有关，这些行为也被称为认知行为。背外侧前额叶皮层和相关皮层区域和回路对于适当的认知功能的实现特别重要（参见图 7-1 和图 7- 4）。这些前额叶大脑回路使我们能够：

- 精确区分相似的感官输入（例如，语调、文字、色调等）；
- 推理；
- 制定解决复杂问题的策略；
- 形成抽象思维；
- 促进工作记忆和学习。

背外侧前额叶皮层与内侧前额叶皮层和眶内侧前额叶皮层联系紧密，相互作用，使认知区别、工作记忆、思维和推理等得以完整表达（如图 7–4 所示）。这强烈表明，边缘型人格障碍的某些症状和行为可能是大脑中连接上述这些结构和其他结构的神经通路出现障碍引起的。例如，对边缘型人格障碍患者的大脑成像研究表明，大脑背外侧前额叶区域的神经元活动显著减少。

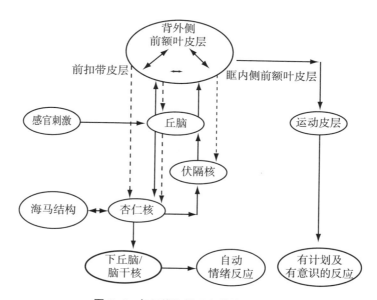

图 7–4　与思维和推理有关的神经回路

注：准确而清晰的思维以及有意识地处理信息取决于背外侧前额叶皮层的活性。该信息与前扣带皮层和眶内侧前额叶皮层整合在一起，并由其进一步处理。后者的神经通路对图 7–2 和 7–3 所示的更深层次的大脑结构所产生的行为实行"自上而下"的控制。

现在，已有专门评估大脑认知功能的神经心理学测试。这些测试一致显示，与非边缘型人格障碍患者相比，许多边缘型人格障碍患者的一项或多项认知功能受到损害。

神经调节物功能障碍

其他研究发现也为我们了解边缘型人格障碍患者大脑的具体化学紊乱提供了线索。可能正是这些紊乱导致情绪控制和冲动控制受损、思维障碍和推理障碍。证据表明，边缘型人格障碍患者大脑中的某些神经通路的血清素能量和多巴胺能量出现了活性异常。血清素能量通路和多巴胺能量通路源于脑干，并广泛分布于大脑的许多皮层结构和皮层下结构。这些通路包括与边缘型人格障碍有关的三个神经系统（如图 7–5 所示）。

神经调节物通过选择性地增加或减少神经回路的活动水平，调节各种反应的恰当表达。血清素能量和多巴胺能量活动异常可能会严重影响控制这些行为功能的神经通路，而边缘型人格障碍患者的这些行为功能出现了障碍。证据显示，边缘型人格障碍患者具有这些化学异常，因此，医师开发和使用了更有效的新药物治疗方法（参见第 10 章）。

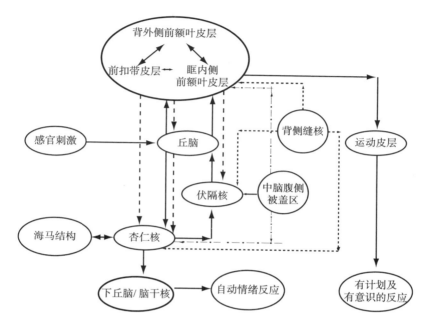

图 7–5　多巴胺和血清素调节通路

注：图 7–2 至图 7– 4 所示的通路分别利用了兴奋性神经递质谷氨酸和抑制性神经递质 GABA。这些通路中的活性由许多其他神经递质（也称为神经调节物）调节（刺激或抑制）。其中两个神经调节物的神经元起源于中脑腹侧被盖区（多巴胺）和背侧缝核（血清素），它们均位于脑干中。证据表明，边缘型人格障碍患者的这两种神经调节物系统均不能正常运转。
- - - - 代表血清素通路；– •– •– 代表多巴胺通路；——– 代表"自上而下"的控制通路

总结

　　边缘型人格障碍患者在不同程度上都有杏仁核系统异常活动（情绪失调），及眶内侧前扣带系统活动减少（容易冲动）和背外侧前额叶系统（记忆、学习和推理障碍）活动减少。有人认为，所有边缘型人格障碍患者的这三个神经系统遭受的损伤程度均相同，但这种说法是没有根据的。实际上，很明显这些神经通路控制边缘型人格障碍的行为领域，而患者的行为领域的损伤程度因人而异。有些患者情绪失调的症状更多，而另一些患者可能难以控制其冲动行为，还有一些患者可能很难清晰而理性地思考并推理，尤其是在压力下。确实，患者一旦压力很大，可能会出现精神活动短暂与现实分离的情况，以至于他们对人非常怀疑，或者感觉他们好像已经从身体"剥离"，还可能会产生其他非同寻常的想法和感觉。

本章提供了如下两个最重要的事实：

- 边缘型人格障碍的症状是先天的或由先天因素与有害环境经历的影响相结合导致的，是大脑中特定神经通路紊乱的结果，而不是患者有意为之；
- 持续的研究使我们对神经通路紊乱有更好的了解，并将带来更有效的治疗边缘型人格障碍的新方法。

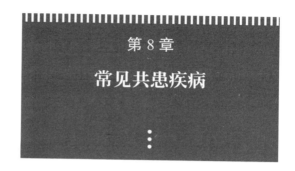

第 8 章

常见共患疾病

如果患有边缘型人格障碍，通常会表现出第 1 章中所描述的许多令人痛苦的症状和行为问题。因为边缘型人格障碍的一些症状可能与其他高度遗传性质的精神障碍重叠，所以你可能会比非边缘型人格障碍患者更容易患上其他精神障碍。这些疾病包括：

- 物质相关障碍及成瘾障碍；

- 心境障碍，尤其是抑郁障碍、心境恶劣和双相障碍；

- 注意缺陷多动障碍；

- 焦虑障碍；

- 创伤后应激障碍；

- 进食障碍，尤其是神经性贪食和神经性厌食；

- 其他人格障碍。

这些疾病经常能在边缘型人格障碍患者身上诊断出来，然而患者的边缘型人格障碍则未能被诊断出来。这时，一方面其他疾病的治疗通常不能达到应有的效果，主要原因则是未能对边缘型人格障碍的症状给予治疗，从而影响了其他治疗干预的效果。另一方面，如果同时患有这些疾病，为了有效治疗边缘型人格障碍，医生也需要意识到其他疾病的存在，并给予适当的额外治疗。正如我在第5章所说，尽早发现与边缘型人格障碍共患的其他心理疾病并对之有效治疗，一般可以快速减轻边缘型人格障碍本身的症状。因此，非常重要的一点是，你和你的精神科医生应了解是否有这些共患疾病，并在发现这些疾病指征时，立即开始恰当的额外治疗。

为了提供与边缘型人格障碍常见共患疾病的准确描述和定义，在经得允许后，我在这一章节使用了美国精神医学学会出版的《精神障碍诊断与统计手册（第五版）》（DSM-5）中有关这些疾病的诊断标准。该手册在全世界大部分地区广泛使用，并被认为是精神障碍的主要诊断标准之一。

物质相关障碍及成瘾障碍

DSM-5 对 DSM-IV TR 中所列出的精神障碍的分类和诊断标准进行了重大修订，详细描述这些变化超出了本书的目的和范围。但显而易见的是，对于边缘型人格障碍患者而言，无论是对该病进行了治疗还是未治疗，没有比滥用酒精和／或成瘾药物的行为更能预测其不良结果。

通过仔细评估大量边缘型人格障碍患者得知，大部分患者滥用了酒精、街头药物① 和 / 或处方药，造成这种情况的原因可能多种多样。许多边缘型人格障碍患者称，这样做可以暂时缓解他们的严重情感痛苦，特别是在压力状态下的时候。可以预见，这种缓解是短暂的，因此这种好处也是短暂的，而患者付出的经济、身体、职业、社交和其他方面的代价是巨大的。例如，这些物质的使用通常会大大降低其已经受损的推理能力；并使其情绪冲动和失去控制，从而大幅加重其疾病症状；它还会显著降低药物治疗和心理治疗的有效性。这些原因及其他原因使得物质滥用成了边缘型人格障碍患者预后不良的最强预测因素（除非患者能从成瘾中恢复）。还有证据显示，某些可能使人容易患上边缘型人格障碍的基因变异也可能使人陷入酗酒和药物滥用的风险中。

因此，我强烈建议我的患者不要饮酒或服用任何非必要的街头药物，而是只按照医师的指示服用处方药。我鼓励那些有药物使用障碍的患者参加关于酒精或药物成瘾的治疗项目。我也告诉一些患者，他们也许可以从托吡酯（一种使情绪稳定的物质）的试验中受益（如果他们适合的话），因为它有可能降低成瘾患者的酒精和药

---

① 这里的街头药物不仅指毒品，还包含那些不是用来治疗疾病而被滥用的物质。——译者注。

物欲望。但是患者也应记住，托吡酯用于酒精上瘾的治疗是在该药品核准标示外使用的［这意味着美国食品药品监督管理局 (FDA) 并未批准将该药用于这一用途］，并且你和你的医生应仔细监测其潜在的副作用，如记忆力下降和血液中碳酸氢盐水平降低。

基本论点是，患者在酗酒和滥用其他药物时，几乎不可能控制好边缘型人格障碍的症状。

心境障碍

研究显示，重性抑郁障碍、心境恶劣障碍和双相障碍在边缘型人格障碍患者中更为普遍。重性抑郁障碍在边缘型人格障碍患者中出现的概率超过 80%，而其在普通男性中出现概率为 5%～12%，普通女性中出现概率为 10%～25%。近 40% 的边缘型人格障碍患者患有心境恶劣障碍。

重性抑郁障碍、心境恶劣障碍与边缘型人格障碍共患的情况极为常见，因此，了解相关症状并在症状发生时能立即引起医生警惕，这些非常重要。

重性抑郁障碍

患有重性抑郁障碍的患者会在两周以上时间中经历以下症状中

的至少五种。

- 几乎每天大部分时间都感到沮丧；你或其他人感觉你很悲伤、空虚、没有希望或想哭；抑郁情绪在儿童和青少年身上则可能表现为易激惹。
- 丧失兴趣，几乎所有以前通常能带给你快乐的事情都不再能让你快乐。
- 没有改变饮食量，体重却在一个月内增加或减少超过 5%，或几乎每天经历食欲下降或食欲大增。
- 几乎每天都失眠或睡眠过多。
- 大部分时间里身体和心理焦虑不安或反应迟缓，也许只有自己注意到，也许其他人也注意到了。
- 几乎每天都感到疲惫或缺乏活力，可能导致日常活动骤降。
- 感到自己无价值，过度内疚或有其他不当感受。这些感觉不仅限于生病时的自我责备或内疚。
- 思考能力下降或难以集中精神，犹豫不决，难以维持每天的正常生活。
- 反复出现死亡的想法，反复出现没有特定计划的自杀意念，或有某种自杀企图，或有某种实施自杀的特定计划。

这些重性抑郁障碍的症状很可能会给你带来很多痛苦并阻碍你正常社交、工作或在其他重要方面影响你。在下结论认为自己有抑郁症前，你应该明确自己正在经历的症状不是受到物质滥用（如街头毒品或药物）或普通疾病的影响，或因失去某个你爱的人而引起的。

持续的抑郁障碍：心境恶劣障碍

心境恶劣障碍的症状与重性抑郁症症状相似，但症状相对较少且没那么严重。如果你患有心境恶劣障碍，你至少在过去的两年里都会感到抑郁。一天中大部分时间你都感到沮丧，感到抑郁不开心的天数超过正常的天数。

感到抑郁时，你会经历如下症状中的至少两种症状：

- 食欲不振或过度进食；
- 失眠或睡眠过多；
- 没有活力或感到疲劳；
- 自尊感低；
- 注意力不集中或犹豫不决；
- 感到无望。

在这两年里，你从未超过两个月没有如上症状，这些症状给你带来了很多痛苦，可能影响了你在社交、工作或生活其他方面的表现。诊断为心境恶劣障碍的人必须没有经历过躁狂发作、混合性发作、轻躁狂发作或环性心境障碍。

应当明确指出的是，依据某些症状被诊断为心境恶劣障碍时，你需要明确自己的症状不是由于某种物质（如街头毒品或药物）或普通疾病或失去身边重要的人而引起的。

区分边缘型人格障碍、重性抑郁障碍或心境恶劣障碍

边缘型人格障碍、重性抑郁障碍与心境恶劣障碍在症状上有很多重合。因此，有时候可能很难判断你是重性抑郁障碍发作还是患有心境恶劣障碍，或者是边缘型人格障碍症状加重了。但是，其中一些症状还是有所区别的。区分这些疾病非常重要，因为每种疾病的治疗都不同。

与边缘型人格障碍有关的悲伤、抑郁和孤独经常是由于一些生活事件引发的，并且在这些事件后很快出现。抑郁情绪的特征也不同，由边缘型人格障碍引起的抑郁情绪通常与强烈的空虚、孤独和害怕被抛弃的感觉相联系。抑郁情绪特征和对亲密关系的依赖程度的不同可以区分边缘型人格障碍和重性抑郁障碍。边缘型人格障碍的抑郁情绪通常不会像重性抑郁障碍一样持续两周，或像心境恶劣障碍一样持续两年，如果引发抑郁情绪的情形得以改善，这种情绪很容易逆转。

边缘型人格障碍患者可能难以入睡或出现睡眠过多，但是睡眠紊乱的发作通常与可以明确指出的当前的生活压力或危机有关。如果事情能成功得到解决的话，睡眠紊乱状况就会停止。其他引发抑郁的情形包括由压力事件（如跟父母、亲密伴侣或老板吵架）直接导致的严重自杀念头和自残行为。这些通常是边缘型人格障碍的症状，而非心境障碍的症状。

换言之，当你患上边缘型人格障碍时，你可能会出现很多重性抑郁障碍和心境恶劣障碍的症状，特别是当你高度情绪化或处于压力状态时。但是这些症状更可能是情绪管理差的结果，而非深层的持续心境障碍的表现。而情绪管理差正是边缘型障碍的一大核心特征。

不过，如果你认为自己有上述心境障碍症状，最好立即告知你的精神科医生，以确定需要何种适当的额外治疗。对重性抑郁障碍或心境恶劣障碍的额外治疗经常涉及添加使用某种抗抑郁药，或者在已经使用抗抑郁药的情况下，加大用药剂量。集中治疗抑郁的支持性心理疗法（参见第 11 章）也可能有助于识别造成心境障碍风险因素的思维模式和行为方式，还有助于形成新的、更恰当的行为。在严重的边缘型人格障碍危机中，适当的药物改变通常是暂时添加小剂量的抗精神病药和如上所述的心理治疗。

双相障碍

双相障碍在边缘型人格障碍患者中的发病率约为 10%，而在普通人群中的发病率约为 1%。双相障碍在一些方面与重性抑郁障碍相似，但它伴有躁狂和轻躁狂发作。躁狂发作是指持续至少一周的情绪明显异常高涨、扩张或心境易激惹。它通常与现实判断严重紊乱有关，例如明显的浮夸想法或全然偏执妄想。轻躁狂发作包括至少四天的轻度至中度的情绪高涨，想法变得积极，精力也更加旺盛。在某些时期，躁狂或轻躁狂症状与抑郁症状会同时出现，这被称为"混合状态"。如果同时符合重性抑郁症和躁狂发作的诊断标准，则应将其诊断为双相Ⅰ型障碍；如果同时符合重性抑郁发作和轻躁狂发作的诊断标准，则应将其诊断为双相Ⅱ型障碍。

双相障碍的主要症状

躁狂发作

躁狂发作意味着你在至少一周以上的时间里出现明显异常的持续性情绪高涨、扩张或心境易激惹。

被诊断为躁狂发作的人在情绪紊乱期间至少会有以下三种症状。它们必须在相当大的程度上存在，并且在整个情绪紊乱期间持续存在：

- 自尊心膨胀、浮夸；
- 睡眠需求减少；

- 更为健谈或有持续讲话的压力感；
- 想法摇摆不定或思维格外活跃；
- 过度分心；
- 有目的的活动增多，如社交、性行为，或者工作、学习活动增多；
- 过度参与令人愉悦但会产生不良后果的活动，如疯狂购物、不检点的性行为或不明智的商业投资。

这些躁狂症状非常严重，通常会给你的学习、工作及与他人的关系带来明显的问题。为了防止给你自己或他人造成伤害，或者当你出现精神病症状时，你应当接受住院治疗。

同样地，你需要明确自己的症状不是由于某种物质（街头毒品或药物）或普通疾病引起的。还必须将症状与混合发作的症状区分开。

轻躁狂发作

轻躁狂发作意味着你会在至少四天的时间里经历明显而持续的情绪高涨、扩张或心境易激惹，而这明显不同于你日常的正常情绪。

轻躁狂发作与躁狂发作症状非常相似，而要确诊为轻躁狂发作需要符合至少三条症状（参见上文）。这些症状必须持续存在，并且在整个情绪紊乱期内很大程度地显现出症状。

如果你出现轻躁狂发作，你的表现会发生明显变化，完全不是你平时的样子，其他人也能观察到这种变化。

与躁狂发作不同，轻躁狂发作不会妨碍患者在工作、社交或与他人关系中的表现，你不会表现出精神病症状，也不需要住院治疗来防止对你自己或他人造成伤害。

同样，你必须明确自己的症状不是由于某种物质（街头毒品或药物）或普通疾病引起的。

混合发作

混合发作或混合状态是指你同时经历躁狂发作和重性抑郁发作（除持续时间不同外）并符合其诊断标准。你几乎每天都会出现这些症状且持续至少一周。

这类心境紊乱会妨碍你在工作、社交和与他人关系中的表现。为防止对你自己或他人造成伤害，或当你出现精神病症状时，混合发作也可能需要住院治疗。

同样，患者必须明确自己的症状不是由于某种物质（滥用毒品或药物）或普通疾病引起的。

混合发作可能是由抗抑郁治疗（如药物治疗、电痉挛治疗和光疗）引起的。在这种情况下，不应将其视为双相 I 型障碍。

双相障碍患者的情绪会发生显著变化，因此，边缘型人格障碍患者经常被错误地诊断为双相障碍，这经常意味着患者没能得到正确且有效的治疗。但是，你和你的医生应警惕真正的双相障碍的发作，尤其是双相 II 型障碍，因为轻躁狂症状可能很微妙，容易被忽视。如果诊断出双相障碍，则需要额外治疗。这种治疗通常涉及添加情绪稳定剂（例如锂、丙戊酸钠或拉莫三嗪），并在必要时使用抗抑郁药。

注意缺陷多动障碍

有可靠证据表明，边缘型人格障碍患者患注意缺陷多动障碍（ADHD）的概率是普通人群的五倍（普通人群患病率为 5%，而边缘型障碍患者为 25%）。此外，证据显示，ADHD 和边缘型人格障碍有基因重叠。ADHD 的特点包括注意力下降、注意力容易分散，以及学习、工作和社交表现差。ADHD 分为三种类型：第一种与注意缺陷、多动和冲动均有关；第二种主要与注意缺陷有关；而第三种主要与多动和冲动有关。

男孩比女孩更易出现 ADHD，多动型 ADHD 在男孩中更为常见，而注意缺陷型 ADHD（该类型 ADHD 患者的活动水平正常）在男孩和女孩中分布更均匀。现已得知，约 50% 在儿童期患上 ADHD 的人，其疾病会一直持续到成年，并且需要持续接受治疗。因为 ADHD 是遗传性疾病，所以 ADHD 经常在家族中持续出现。

边缘型人格障碍儿童患者被误诊为 ADHD，并用诸如哌甲酯或右苯丙胺等安非他命衍生药物进行治疗的情况并不少见。不过，使用这些药物治疗边缘型人格障碍儿童和成人患者的效果一般并不好，甚至可能比不使用这些药物时情况更糟。但是，一些轶事报告显示，如果同时患上边缘型人格障碍和 ADHD，结合兴奋剂和低剂量的神经安定剂或抗精神病药来治疗边缘型人格障碍，可以使兴奋剂对 ADHD 症状产生正面的治疗效果，而且也不会经受兴奋剂的有害影响。如果症状较轻，仅使用行为疗法就可有效治疗 ADHD。

注意缺陷型 ADHD

在六个月或以上的时间里，出现至少六个如下注意缺陷症状才符合注意缺陷型 ADHD 的诊断标准：

- 经常没能注意细节；在学校作业、工作或其他活动中犯粗心大意的错误；
- 难以集中注意力完成任务或参与娱乐活动；
- 始终无法听从指示并完成学校作业、家务或工作任务；
- 难以组织任务和活动；
- 经常逃避需要持续脑力劳动的任务；
- 经常丢失任务或活动所需的物品，如学校作业或工作任务单、铅笔、书籍或工具；

- 容易因不重要的想法或事件而分心；
- 在日常活动中常常健忘。

多动型 ADHD

要符合多动型 ADHD 诊断标准，你应在至少六个月的时间里出现以下九种多动和冲动症状中的至少六种。

多动

- 手或脚总是动，或在座位上动来动去；
- 难以在教室、工作场合或在其他可能需要坐下的情景中保持就座；
- 活动水平过高，不合时宜；感到坐立不安；
- 难以安静地参加休闲活动；
- 经常觉得自己在被迫做某事；
- 经常话语过多。

冲动

- 经常在其他人还没有说完他们的问题之前，就将答案脱口而出；

- 难以等待轮到自己（时再发言 / 行动）；
- 经常插嘴或打扰别人。比如，打断对话或其他活动。

无论出现哪些症状，要确诊为 ADHD，这些症状应导致与患者发育阶段不一致的不良适应行为。此外，其中一些多动－冲动或注意缺陷症状需在七岁之前出现；社交、学习或职业表现必定受到损害；并且上述症状导致的损害发生在至少两个环境中，如学校、工作场所或家中。

焦虑障碍和惊恐障碍

焦虑是边缘型人格障碍的常见症状，特别是在压力大时，比如遭到批评和拒绝，或与很重要的人分离。中度至重度焦虑还会导致其他症状，如身体疼痛、头痛、腹痛和肠易激综合征。

大约 90% 的边缘型人格障碍患者会出现焦虑障碍。大约 50% 的边缘型人格障碍患者会出现一种非常严重的焦虑障碍，这种障碍称为惊恐障碍。它的特征是意外的惊恐发作，并且之后至少一个月会持续担心惊恐再次发作及其可能的后果，或因惊恐发作导致行为方式大变。

症状可能在没有任何明显原因的情况下出乎意料地出现，然后迅速或缓慢消失。惊恐发作患者也可能担心自己陷入难以逃离或逃离会很尴尬的情景，如在电梯、购物中心和电影院等环境中，这被称为幽闭恐惧症。

惊恐发作

惊恐发作是指你经历强烈恐惧，并伴随着突然出现四种或以上如下症状，且这些症状在 10 分钟内达到顶峰：

- 心悸；
- 心跳剧烈或心跳加快；
- 出汗；
- 战栗或颤抖；
- 呼吸急促或透不过气的感觉；
- 窒息感；
- 胸痛或不适；
- 恶心或腹部不适；
- 感到头晕、站不稳、眩晕或昏厥；
- 感觉不真实；好像与自己的身体分离；
- 害怕失去控制或发疯；
- 濒死感；
- 麻木或刺痛感；
- 发冷或发热感。

如果出现使你无法正常生活的焦虑障碍和惊恐发作，你就应该立即寻求治疗。但是，你必须谨慎接受治疗，因为这些疾病通常会使用某些特定药物进行治疗，如苯二氮䓬类药物（如阿普唑仑、克诺平或安定等）。由于存在成瘾的可能，这些药物对有些边缘型人格障碍患者有害。因此，可能需要结合其他方法进行治疗。例如，如果已经使用神经安定剂、非典型抗精神病药或抗抑郁药，就需要临时增加药物剂量；如果尚未使用这类药，则要开始使用抗精神病药或抗抑郁药来控制中度至重度焦虑或惊恐发作。此外，这些疾病的长期疗法还包括专门针对焦虑和惊恐障碍症状的认知行为疗法。

创伤后应激障碍

边缘型人格障碍患者的创伤后应激障碍（PTSD）发生率在住院和门诊患者的混合人群中占 26%，在总住院患者中占 57%。由于这些疾病的某些症状重叠，PTSD 使边缘型人格障碍的诊断和治疗大大复杂化。所有 PTSD 患者都曾受过创伤，而约有 50% 的边缘型人格障碍患者曾受过创伤，这也使两种疾病的诊断变得复杂。由于许多边缘型人格障碍患者都曾遭受过早期和反复性创伤，因此 PTSD 在边缘型人格障碍患者中高发不足为奇。尽管一些医学专家推测边缘型人格障碍是 PTSD 的一种变体，但最近的研究表明，它们是不同的疾病。

PTSD 这一术语广受大众关注，但不幸的是，它经常被误用。PTSD 的以下定义将帮助你确定是否患有该疾病。

如果你患有 PTSD，则一定经历过以下两种情况的创伤事件：

- 你曾经历或目睹自身或他人严重受伤或重伤威胁、自己或他人遭受死亡威胁或他人死亡事件；
- 对这些事件你会感到强烈的恐惧、无助或惊恐。

此外，患者经常通过至少如下一种方式再体验创伤事件：

- 反复出现对于创伤事件的痛苦回忆，包括画面或想法；
- 反复做使自己痛苦的梦，但梦的内容无法辨认；
- 表现得或感觉好像在重新体验创伤事件，感觉发生了闪回事件；
- 在使人想起创伤事件的情景中，会感到强烈的心理或身体痛苦。

你会避免与创伤有关的情景，并尝试通过以下至少三种方式来弱化自己的整体反应水平：

- 回避有关创伤的想法、感受或谈话；
- 尽可能回避让自己想起创伤事件的活动、场所或人物；
- 无法回忆起创伤事件的重要部分；
- 对重要活动的兴趣或参与度明显下降；
- 感到与他人疏远；

- 感受受限，如无法拥有爱的感觉；
- 对未来的感觉变得有限，如对自己的事业、婚姻、孩子甚至正常的寿命不抱期望。

最后，你的警觉水平上升，通过以下至少两种症状表现出来：

- 难以入睡或难以保持睡眠；
- 易怒或容易发脾气；
- 注意力难以集中或过度警觉；
- 有过分的惊跳反应。

哪怕只是轻症，PTSD 都会带来严重痛苦，或可能会影响你的社交、工作或其他重要方面，且持续时间超过一个月。

确定是否同时患有边缘型人格障碍和 PTSD 非常重要。如果同时患上这两种疾病，应由精神科医生或初级保健临床医生对治疗计划进行重新评估（参见第 9 章）。

进食障碍

最近，有一项针对需要住院治疗的边缘型人格障碍患者的大型研究表明，边缘型人格障碍患者中各种类型的进食障碍发生率超过50%。两种最常见的进食障碍，即神经性贪食症和神经性厌食症的发生率分别为 26% 和 21%。

神经性贪食症

贪食症的特征是暴饮暴食、试图清除所吃下的食物（通过自我诱发的呕吐和滥用轻泻药）、对体重和节食过度关注以及对身材和体型不满意。贪食症通常采用抗抑郁药［尤其是选择性 5- 羟色胺再摄取抑制剂（SSRI）］、认知行为疗法和其他疗法来有效治疗；也可以考虑使用托吡酯，因为它会稳定食欲，但请记住我在前文列出的注意事项。

患上神经性贪食症时，你会反复出现暴饮暴食，包括：

- 在特定时间段内（如两个小时内）摄入的食物量比大多数人在同一时间段内多；
- 发作时难以控制进食。

暴饮暴食之后，为了防止体重增加，你会尝试催吐，滥用轻泻药、利尿药、灌肠剂或其他药物，过度禁食或过度锻炼。

患者在连续三个月中，平均每周至少出现两次暴饮暴食和代偿行为，才能确诊为贪食症。

另一个关键症状是你的自尊受到体型和体重的不当影响，并且这种影响不限于神经性厌食症发作期间（见下文）。

神经性厌食症

神经性厌食症是一种非常严重的进食障碍，甚至会致命，它主要影响女性。神经性厌食症患者对体重极为关注，并且总是思虑食物中卡路里的摄入。即使患者实际上体重过轻，但他们仍然认为自己太胖，从而容易锻炼过量并导致停经。抗抑郁药（SSRI）、认知行为疗法和其他疗法通常用于治疗该疾病。

如果你患有神经性厌食症，那你会拒绝维持在自己年龄段的正常体重下限或以上的体重。例如，你的体重会减轻至低于你的年龄和身高的正常体重的 85%；或者当你还处于发育期时，你的体重无法增加，导致持续低于正常体重的 85%。

即使你的体重严重过轻，你还是会格外担心增重或变胖。你错误地看待体重或体型，而且你的自尊过多地受到了体重或体型的影响。如果你是绝经前的女性，你的月经至少连续三个生理期没来。此外，你还强烈否认体重不足的危险。

其他人格障碍

临床医生几十年来一直观察到，边缘型人格障碍患者也会表现出其他人格障碍症状。有时，这些症状可以达到诊断出两种甚至三种人格障碍的程度。但也可能其他人格障碍的症状达不到确诊的程度，因此只能说这些患者具备这些人格障碍的"特征"。

DSM-5 中列出了 10 种人格障碍。根据其最突出的特征，可以将它们分为三类。以下是改编自 DSM-5 的每种疾病的主要特征总结。

A 组人格障碍（奇特或古怪）

偏执型人格障碍

偏执型人格障碍患者持续存在严重的不信任感，并对他人持猜疑态度，导致从不晚于成年早期起便将他人的动机解释为恶意。这种不信任使他们不愿对人敞开心扉，稍一招惹就容易心怀怨恨和生气报复，且毫无根据地怀疑配偶或性伴侣是否忠诚。

分裂样人格障碍

分裂样人格障碍是一种脱离社交关系的模式，这种关系与始于成年早期的对他人的情感表达受限有关。分裂样人格障碍患者通常会：

- 既不渴望也不享受亲密的人际关系，甚至家庭关系；
- 选择独自活动；
- 几乎对发生性关系没欲望；
- 几乎难以从任何活动中获得快乐；
- 缺乏亲密朋友；
- 对赞美或批评都显得无所谓；
- 情绪表现冷淡而疏离。

分裂型人格障碍

分裂型人格障碍患者由于从成年早期就出现奇异而扭曲的认知和怪异行为，因此很难发展亲密关系。患者信念古怪或思维魔幻，思维和言语古怪，猜疑或偏执，情感受限且不恰当，表现出古怪或反常的行为，缺乏亲密的朋友，并且表现出与偏执性恐惧相关的过度社交焦虑。

B 组人格障碍（戏剧化或情绪化）

反社会型人格障碍

反社会型人格障碍患者具有漠视和侵犯他人权利的普遍模式。通常从 15 岁开始就存在这种模式，被诊断为反社会人格障碍的患者通常大于 18 岁。常见的行为有：

- 多次做出可遭拘捕的违法行为；
- 反复撒谎；
- 使用假名并诈骗他人以谋取私利；
- 冲动行事而不是提前制订计划；
- 鲁莽而不顾自身或他人的人身安全；
- 反复对工作、行为或经济义务不负责任；
- 缺乏懊悔之心。

表演型人格障碍

表演型人格障碍的特征是始于成年早期的情绪化和寻求他人注意的行为模式。如果这类人不是关注的焦点，没能通过外表引起他人的注意，他们就会感到不舒服。他们说话含糊不清，行为举止戏剧化，情绪表达夸张且戏剧化。他们经常不恰当地性诱惑或挑逗他人，情绪表达变换迅速而浅薄，易受他人影响并高估与他人的亲密程度。

自恋型人格障碍

自恋型人格障碍患者的症状起始于不晚于成年早期，具有自大、需要他人赞赏和缺乏共情的普遍模式。典型的行为和态度包括：

- 过分觉得自己很重要；

- 一心幻想着极大的成功、财富、权力、美貌和完美的爱情；

- 强烈认为自己是独特的，只能被地位高的人理解或与之交往；

- 权力感；

- 剥削他人；

- 不愿或无法识别或理解他人的需求和感受；

- 嫉妒行为；

- 傲慢自大。

边缘型人格障碍也属于 B 组人格障碍。

C 组人格障碍（焦虑或恐惧）

回避型人格障碍

回避型人格障碍涉及一种起始不晚于成年早期的能力不足感、受到社会抑制和对批评高度敏感的模式。患者因害怕被否定或受排斥而回避需要社交的工作环境；除非确定能被喜欢，否则不愿与他人交往；由于害怕被嘲笑而在亲密关系中表现拘谨，感到能力不足和自卑，因为这种想法，患者在新环境中表现拘束；又因为害怕尴尬，患者很少冒险或参与新的活动。

依赖型人格障碍

依赖型人格障碍的特征是强烈地需要他人照顾，从而导致从不晚于成年早期起，表现出顺从和依附行为并害怕分离的普遍模式。患者通常：

- 在做日常决策时，需要他人过多的保证；
- 需要他人为自己的大部分生活情境承担责任；
- 因为害怕缺乏支持而难以表达不同意见；
- 由于缺乏信心而害怕自己开始一些项目；
- 为了获得他人的养育和支持而采取极端行为；
- 因为对能力不足的不切实际的担心而对独处感到不舒服；
- 在一段关系结束时，急切寻求另一段关系；
- 过度害怕只剩自己照顾自己。

强迫型人格障碍

强迫型人格障碍的特征是，从不晚于成年早期开始，专注于条理、完美、内部控制和人际交往控制而牺牲灵活性、开放性和效率。患者过度专注于条理，忽略了活动重点；患者的完美主义程度阻碍了任务完成进度；患者会以牺牲业余活动和友谊为代价而投入过多时间在工作上；对道德、伦理或价值观过于在意而缺乏弹性；哪怕有些物品没有任何情感意义，患者还是会囤积这些无价值物品；除非他人完全按照患者的方式执行任务，否则不愿意将任务或工作委托给他人；不愿意花钱；死板而固执。

根据最近的一项研究，与成人患者相比，青少年边缘型人格障碍患者表现出更多其他人格障碍症状，尤其是分裂型人格障碍和被动攻击型人格障碍（现已不再列为一种人格障碍）。另一项针对边缘型人格障碍成人患者的研究发现：边缘型人格障碍与反社会型人格障碍共患的可能性比与其他人格障碍共患的可能性更高。另一项针对成人的大型研究表明，患有边缘型人格障碍的男性和女性表现出不同的共患疾病模式：男性边缘型人格障碍患者比女性患者更可能达到偏执型、被动攻击型、自恋型和反社会型人格障碍的诊断标准。

边缘型人格障碍和其他人格障碍的高共患病率可能是使其诊断和治疗变得复杂的主要原因。不同人格障碍的症状会显著重叠。因此人们认为，基于症状维度（例如情绪失调和容易冲动）的人格障碍诊断方法比现在定义不同类型人格障碍的方法更准确，也更有用。

为什么共病问题很重要

很有可能，你的某些症状是由上文所述的某种共病而不是边缘型人格障碍引起的。尤其是如果你的症状与典型的边缘型人格障碍症状不匹配时，更要考虑这点。请务必牢记这一点，因为这能让你的症状更容易得到治疗，并显著改善你的情况。许多人只是简单地假设这些症状是由边缘型人格障碍引起的，因此他们认为治疗计划失败了，继而导致许多人退出治疗，而这正是他们做出的最糟糕的选择。

这些共患疾病可以得到治疗，并且有证据表明，成功治疗这些共患疾病也可能大幅降低边缘型人格障碍症状的严重程度，而这对患者来说当然是很大的宽慰。

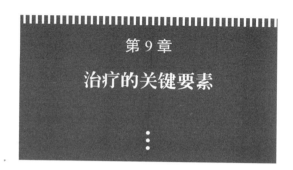

第 9 章

治疗的关键要素

妥善治疗边缘型人格障碍涉及以下几个因素：找到一个主治医师；确定最适合你的护理级别；评估你的用药需求并选择对你最有效的心理治疗类型。本章将为这一过程的前两步提供信息，这样你就可以做出更明智的护理决定。我还将详细介绍主治医师在治疗中所扮演的角色，以及医师和你确定合适的护理级别的过程。接下来的两章将涵盖药物治疗和心理治疗的主题。

边缘型人格障碍治疗要素

要获得对边缘型人格障碍的恰当治疗，最重要的步骤是选择一位精神科医生或其他具有边缘型人格障碍诊断和治疗专门技能的心理健康专家。此人将作为你的主治医师，和你一起决定限制最少的护理级别，并在治疗期间的任何特定时间提供最高安全保证和支持。

确定了主治医师后，你可能需要尝试多种药物，直到找到一种效果最佳、副作用最少的药物或药物组合。尽管没有治疗边缘型人格障碍的"灵丹妙药"，但药物常常可以减轻症状的严重程度，也可以为心理治疗取得最佳效果奠定基础。

如果患者想在治疗方面取得进展，则必须戒酒和戒除非必要的街头药物。心理治疗必须纳入你的总体治疗计划中，这一点也很重要。因此，患者需要找到最适合自己的心理治疗方法。个体心理治疗仍然能为边缘型人格障碍患者提供最佳的长期治疗。

此外，参与团体治疗并与其他边缘型人格障碍患者一起参加互助小组，意识到其他人也患有这种疾病，及学习应对情绪危机、更好地控制冲动行为并提升推理技能，对你来说会非常有益。例如，你更有可能发展和维持良好的亲密关系。团体治疗可以巩固你在个体心理治疗中取得的成果，并缩短治疗过程。而且，与父母、配偶和其他家庭成员一起努力，建立并加强这些重要关系对治疗也很有帮助。但是，如果患者和相关家庭成员没有用心投入并为之努力，这项工作将无法进行。

为了有效治疗疾病，各种形式的心理治疗都需要改变行之无效的旧行为习惯。不过，习惯是很难改变的，特别是当它们需要被那些一开始让人感到奇怪和骇人的新行为所取代时。

我的许多患者最初都觉得开始治疗的过程让他们有些无所适从，

但我设法让他们放心，告诉他们在努力控制他们生活的战斗中，他们并不是一个人。除了我的帮助外，还有许多技术熟练的专业人士和一系列策略可以帮助他们，并且时间已经证明这些方法是极其有用的。逐渐增加治疗方法的数量和强度是一种有效方法，它能帮助你更好地了解并控制自己的疾病，且能帮助你以合理的、还不错的速度学习新技能。

承担责任

边缘型人格障碍患者能否成功获得更稳定、幸福、高效和令人满意的生活取决于许多因素。但至关重要的是，患者必须清楚地了解并深信，自己比任何人或任何事都更有能力和责任去控制自己的生活。

患者需要寻找最好的临床医生，帮助自己更多地了解边缘型人格障碍的特征和本质、该疾病影响生活的具体方式以及最大程度降低其影响的方法。患者必须学会依靠必要的自律来完成需要完成的事情。最重要的是，患者要鼓励并允许家人学习如何最好地帮助自己。换句话说，患者必须承担责任，为病情恢复奠定基础。此外，耐心和坚持对于患者的治疗至关重要，而这些美德通常不是边缘型人格障碍患者的强项。但是，这些品质可以培养，尤其是得到适当帮助时；随着患者的治疗有了或多或少的进展，治疗失败也就不那么常有了。

寻找主治医师

寻找合适的临床医生来帮助患者至关重要。考虑到边缘型人格障碍患者妥善治疗所涉及的问题、参与其中的心理健康专家之多和要做的决定多而复杂，患者需要一名临床医生在其治疗中起到核心作用，此人就是患者的主治医师。约翰·冈德森在《边缘型人格障碍临床指南》（*Borderline Personality Disorder：A Chinical Guide*）中描述了主治医师的职责：

- 对患者就边缘型人格障碍的本质和病因进行教育；
- 确保对患者进行所有适当的评估，并确定患者的特定需求；
- 与患者一起制订最能满足这些需求的综合治疗计划；
- 确保计划得以执行；
- 定期确定患者安全和治疗进展；
- 必要时变更治疗计划；
- 如果有其他治疗师参与患者的治疗，保证与其他治疗师之间的沟通。

成为最有效的边缘型人格障碍患者的主治医师需要哪些资格和技能，专家之间对此一直都存在争议。有些人认为这一角色的最佳人选是在该领域受过良好训练并具有经验的精神科医生。根据我的经验，我支持这部分人的观点。由于精神科医生接受过医学领域的培训，他们最能理解边缘型人格障碍的生物学基础及环境基础，并能就此向患者解释。作为医生，精神科医生习惯于对患者的安全性做出判断，并在必要时立即采取行动。此外，精神科医生在治疗的大多数方面都接受过培训，对药物的正确使用具有特定的知识，并且如果训练得当，对有效治疗边缘型人格障碍的大多数心理治疗都能熟知。最后，像所有医生一样，精神病医生受过传统的培训，通常会担任多学科治疗团队的负责人并做出最终的临床决策。

话虽如此，但是我知道，在许多社区中，没有精神科医生接受过有关边缘型人格障碍的充分培训，他们并不具有相关经验以担任边缘型人格障碍患者的主治医师。在这种情况下，你应该选择相对来说在边缘型人格障碍方面受过最多的培训且经验最丰富的医生。与在边缘型人格障碍方面受过较少培训、经验没那么丰富的医生比，这类医生可以更好地担任你的主治医师。

一旦找好主治医师并决定接受其治疗，就应该开始制订治疗计划。成功的边缘型人格障碍治疗计划有几个部分需要考虑，包括确定适当的护理级别（例如住院治疗、居家治疗、强化门诊治疗或常规门诊治疗）以及选择适当的药物组合、心理治疗、团体治疗和互助小组。

护理级别

由精神科医生或其他具有专业技能的医生进行仔细评估，可以确定最适合患者的护理级别。如果自残或伤害他人的风险很高，你可能需要住院并接受密切监管；如果患者症状很严重，无法在门诊状态下得到有效管理的话，则可能需要接受部分住院治疗或居家护理；但多数情况下，强化门诊护理或常规门诊护理将是患者护理的最佳环境。强化门诊护理包括患者每周或每两周与其精神科医生会面，每周与他的治疗师进行两次或以上的心理治疗，及每周接受生活教练两天或以上的指导，并在患者需要时让这些医生为其提供帮助。

有时，对患者、患者的医师和家人来说，在适当护理级别方面做出最佳决策可能会很困难，尤其在治疗早期患者与医师对彼此的了解有限时，更是如此。在治疗过程中，患者随时都可能要改变其护理级别。经过一段时间的治疗后，由于患者、医师和家人之间的了解和信任程度不断提高，改变护理级别的决定要比治疗早期容易一些。在大多数情况下，在考虑改变护理级别时，每个人都应参与对替代方案、其相对益处和风险的深入讨论，以便做出最佳决策。在确定了适当的护理级别后，就应做出药物和心理治疗方面的重要决定了。接下来的两章将为患者提供这两个重要方面的信息及如何更好地结合二者进行治疗。

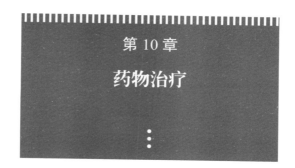

第 10 章

药物治疗

使用药物治疗边缘型人格障碍有两个原因。（1）经证明，这类药物对稳定情绪、减少冲动、提升思维和推理能力以及改善亲密关系都非常有帮助。这会显著降低你的不适程度，并使你能够从心理治疗中获益更多。（2）药物还可以有效治疗某些通常与边缘型人格障碍相关的精神障碍，如抑郁障碍、惊恐发作、ADHD 及身体疾病，如偏头痛。

如果边缘型人格障碍患者不能充分控制自己的情绪反应和冲动，不能正确理解微妙的沟通、理性和清晰地思考并与他人更有效地互动，那么他们就很难了解自己和所患的疾病，难以有效地解决他们的问题，并且很难在心理治疗方面取得真正的进步。许多边缘型人格障碍患者感觉自己好像在进行一场必定会失败的战斗，他们知道不应该让自己的情绪和行为失控，但似乎无法阻止这些发生。因为

无法充分控制自己的感受和冲动，无法在压力之下进行推理并按他
们理想的方式行事，他们总是持续感到沮丧。

例如，患者应该越来越清楚地认识到自己的感受和内部冲突，
这点很重要。在处理特别困难的问题时，比如面对分离带来的悲伤、
恐惧、愤怒和其他痛苦感受时，要有效应对，不要试图逃避。正是
这些时候，患者最可能忘记你在治疗中学到的东西，并采取自我毁
灭的方式行事，如过度饮酒、吸毒或自残。这种情况尤其令人沮丧，
因为其他人不理解为什么你会时不时失去控制。他们经常认为，这
种行为完全是故意的，是以自我为中心的表现，而患者自己知道实
际并非如此。

我相信，当患者及其家人得知药物可以将最令人痛苦的症状减
缓至可以忍受的程度时，可能会感到非常惊讶并大松一口气。这样
一来，患者将能够比以往更好地度过艰难处境，学会更有效地处理
冲突和其他问题。还记得戴维斯夫人吗？第一位接受我的心理治疗
的边缘型人格障碍患者，直到她同意服用小剂量药物时，她才真正
从治疗中受益颇多。

用于治疗边缘型人格障碍的药物

2001 年，美国精神医学学会在其《美国精神病学杂志》（*American
Journal of Psychiatry*）增刊上发表了题为《边缘型人格障碍患者治疗

实践指南》的文章。该指南建议，对诸如偏执、心境抑郁、冲动和自毁行为等思维障碍症状的边缘型人格障碍患者，使用神经安定剂和新近开发的抗精神病药。

最近对第一代和第二代抗精神病药（FGA 和 SGA）的研究支持了这一结论，认为在这些药物中，许多在减轻边缘型人格障碍的特定症状方面有益。这些症状包括情绪失调、冲动攻击行为和认知障碍，如多疑、偏执思维的急性发作，情绪整合困难以及导致不合理和非理性行为的想法。

2001 年发表的这一指南还推荐了一类称为选择性 5- 羟色胺再摄取抑制剂（SSRI）的抗抑郁药，作为饱受与边缘型人格障碍相关的情绪症状和冲动行为痛苦的患者的初始药物。然而，其他研究并不支持使用 SSRI 来治疗边缘型人格障碍的症状。现在，在治疗边缘型人格障碍的过程中，使用 SSRI 主要是为了缓解可能与该疾病同时发生的重性抑郁发作的症状（参见第 8 章）。

还有研究对另一类被称为"情绪稳定剂"的药物进行了研究，以评估它们对边缘型人格障碍核心症状的影响。研究结果支持使用这些药物，尤其是托吡酯、拉莫三嗪和丙戊酸钠。这些研究表明，这些药物在稳定边缘型人格障碍的情绪失调和有害冲动方面有好处，但这些药物并未被证明对治疗认知障碍（如多疑、偏执和推理困难）有效。

基于神经科学的精神药物命名法

越来越明显的是，当前精神药理学药物类别的命名系统可能会严重误导患者和临床医生。这可能会使患者在有用药指征时抗拒服用治疗疾病的药物。例如，50多年来，众所周知，一些中度至重度抑郁症患者光使用抗抑郁药没有作用，而需要添加抗精神病药以增强抗抑郁药的活性，哪怕没有任何精神病症状也是如此。可以理解的是，一些患者在没有精神分裂症或双相障碍以及精神病症状的情况下，不愿意服用适用于这些疾病的药物。

因此，全球六大精神药理学学会提出并通过了基于神经科学的精神药物命名法（neuroscience-based nomenclature，NbN）。NbN获得了美国食品药品监督管理局以及来自世界各地的许多临床和学术项目的支持。我提到NbN的主要目的是让你熟悉这个新命名法的名称和使用原因。然而，在NbN变得更加普遍和熟悉之前，在本书中，我将最常提到当前的精神药理学药物分类系统。我也会使用药物的常见品牌名，因为与通用名称相比，你更有可能认出它们，但我有时仍会使用通用名称。

神经安定剂和非典型抗精神病药

研究得最多的用于治疗边缘型人格障碍的药物是神经安定剂和非典型抗精神病药。神经安定剂现在也被称为第一代抗精神病药

（FGA），而非典型抗精神病药则被称为第二代抗精神病药（SGA）（参见表 10–1）。研究人员最开始发现 FGA 能有效治疗精神分裂症和双相障碍等精神障碍。这类药物包括氯丙嗪、三氟拉嗪、氟哌啶醇、替沃噻吨、奋乃静及其他不那么常用的药物。FGA 通过阻断特定的大脑多巴胺 D2 受体起作用，这种作用机制既会产生治疗效果也会导致一些副作用。

表 10–1　　　　用于边缘型人格障碍治疗和研究的药物

药物类别	药物	使用该类中的一种或多种药物后得以改善的症状
抗精神病药		
神经安定剂（FGA）	替沃噻吨 *、氟哌啶醇 *、三氟拉嗪、氟哌噻吨 *	焦虑、强迫、抑郁和企图自杀、敌对、自残 / 攻击、幻想、偏执思维、精神病症状和一般性功能差
非典型抗精神病药（SGA）	奥氮平 *、阿立哌唑 *、利培酮 +、喹硫平 *、鲁拉西酮 ⁻、氯氮平 *	严重症状、焦虑、愤怒 / 敌对、抑郁、自残、冲动性攻击、多疑、偏执思维、分离思维、人际关系敏感、人际关系问题及积极、消极和普通症状
心境稳定剂		
抗癫痫药	托吡酯 *、拉莫三嗪 *、丙戊酸钠 *	情绪不稳定、愤怒、易怒、焦虑、抑郁、冲动和人际关系问题
锂	锂盐	一般性功能差
营养剂	欧米伽 3 脂肪酸	严重症状、愤怒、抑郁和攻击
其他药物	催产素	没有一致研究结果

* 指安慰剂对照研究；+ 指开放标签研究；- 无已发表的研究。

由于 FGA 容易导致运动障碍（如急性运动障碍和迟发性运动障碍——参见下文）和其他副作用，因此开发了 SGA。SGA 包括此类中发现的第一种药物氯氮平和奥氮平、利培酮、喹硫平、齐拉西酮、阿立哌唑、鲁拉西酮、布瑞哌唑（依匹哌唑）等。SGA 似乎比 FGA 更有效，并且似乎不太可能引起运动障碍和其他副作用。SGA 既会阻断特定的大脑多巴胺 D2 受体，也会阻断血清素 5-HT2A 受体，这就解释了 SGA 的治疗效果及其副作用与 FGA 的差异。

在美国，最常用于边缘型人格障碍患者的五种 SGA 是阿立哌唑、奥氮平、利培酮、喹硫平和鲁拉西酮（如表 10–1）。奥氮平在安慰剂对照试验中得到了最广泛的研究，其中进行了两项最大的试验，以获得 FDA 批准将这种药物用于边缘型人格障碍。这两项试验中的一项符合 FDA 标准，但第二项试验因未完全符合标准而失败。因此，FDA 并未批准将边缘型人格障碍作为使用奥氮平的适应证。尽管如此，由于有强有力的数据支持其疗效，奥氮平仍被临床用作治疗边缘型人格障碍。在对患有这种疾病的个体的抗精神病药物的元分析中，阿立哌唑、氟哌啶醇和奥氮平似乎可以减轻情绪失调、冲动和认知感知障碍的症状。

此外，医学博士唐纳德·布莱克及其同事 2014 年进行的一项研究表明，每天 150 毫克和 300 毫克的喹硫平在治疗边缘型人格障碍患者方面优于安慰剂。有趣的是，在较低剂量下效果似乎更好。

多数 SGA 的主要副作用是体重增加、血脂和催乳素水平升高以及糖耐量降低，而这可能会干扰糖尿病的控制。此外，这些副作用可能会增加你患上 2 型糖尿病的风险。尽管没有任何已发表的关于其对边缘型人格障碍影响的研究，但自鲁拉西酮获得 FDA 批准以来，我也越来越频繁地使用它，主要因为与其他 SGA 相比，它的副作用较低。我发现鲁拉西酮在所有方面都与其他 SGA 一样有效，但与除齐拉西酮以外的其他 SGA 相比，导致体重增加、高脂血症和葡萄糖耐受不良的可能性要小得多。

不幸的是，迄今为止，据报道，即使以中等剂量给药，口服齐拉西酮对治疗边缘型人格障碍也无效。但是，在急诊室就诊的处于急性边缘型危机的人中，据报道，肌注 10 毫克齐拉西酮似乎可以迅速显著减少该疾病的攻击性和精神病症状。我在接受齐拉西酮治疗的边缘型障碍患者中也见过类似的结果。研究文献中尚未清楚阐明口服和肌肉注射齐拉西酮治疗效果不同背后的作用机制。

与大多数药物的情况一样，许多边缘型人格障碍患者可能服用某种 SGA 有效，但服用此类药物中的其他药物则效果不佳，或者服用某种 FGA 对他们有效。你的精神科医生可能需要先给你试用两种或更多种药物，然后才能确定一种对你最有效且副作用尚可接受的药物。

正如我之前提到的，一些开始服用抗精神病药物的患者对服用通常用于更严重精神障碍患者的药物非常担心。在医学实践中，医生被允许并经常使用药物来解决 FDA 规定的适应证以外的问题（这被称为"标签外使用"），主要是因为有证据表明它们也能很好地解决这些问题。但是，尽管研究显示这类药物对边缘型人格障碍患者有效，但一些医生不愿意开具抗精神病药治疗边缘型人格障碍，有些患者也不愿意服用这类药物，因为这些药物可能导致一些特定的副作用——迟发性运动障碍（TD）。这是一种异常的、不自主的运动障碍，通常发生在使用中高剂量的神经安定剂的患者身上。

我在医学文献没有找到任何显示边缘型人格障碍患者使用抗精神病药和迟发性运动障碍有关联的证据。但是，患者及其家人和精神科医生应该持续对是否具有早期 TD 迹象和其他副作用进行评估，TD 的副作用迹象通常很微妙，以舌头和嘴巴的自发运动为特征。

案例

如果你患有边缘型人格障碍，且仅仅接受心理治疗但病情并未得到改善，也不愿意服用这些或其他药物，那么我希望以下案例能鼓励你接受药物治疗。

我的一位边缘型人格障碍患者是一位 20 多岁的女性，最初她找我看病是因为抑郁症的发作和婚姻的迅速恶化。结婚两年后，她的丈夫准备离开她，因为她极爱嫉妒，不断要求获得关注和安慰，所以他们经常争吵，而且她经常大发雷霆。他说，由于她的嫉妒和不断的安慰需要，她每天会在他工作的时候给他打好几次电话。他经常发现她不能缜密地讨论问题，因为在这些时候，她的推理根本就不起作用。之前他们尝试用抗抑郁药治疗她的抑郁症，但只有轻微而短暂的效果。

在我做出边缘型人格障碍的诊断并与患者及其丈夫讨论了该疾病的性质后，他们同意了诊断，然后我们制订了治疗计划。我们继续使用抗抑郁药，因为我不想将逐渐减少这种药物的效果与我每晚添加的低剂量 FGA 的效果混淆。两周后，她和她的丈夫都报告说她的脾气、嫉妒和对批评的过度敏感都有了明显的改善。她睡得更安稳了，她的噩梦也停止了。此外，她讨论和解决问题的能力也有了显著提高。最后，她能够随着时间的推移保持这种水平的改善，并进行有意义的心理治疗了。

这个例子可能看起来过于简单，它确实是我治疗边缘型人格障碍的经历中比较简单的一个例子。显然，这位女性患有轻度至中度的边缘型障碍。但是，我确实在以前未确诊和未治疗的患者中经常看到这类反应。

氯氮平在边缘型人格障碍治疗中的特殊作用

如果患者的边缘型人格障碍症状是中度甚至是非常严重且明显给患者带来不便，并且在严格的 SGA 和 FGA 治疗试验中被证明具有耐药性，我将与患者及其家人讨论使用氯氮平的可能性。氯氮平是 SGA 类药物中早期使用的药物，仍然被认为是 SGA 的标准药物。非常不幸的是，它容易抑制特定白细胞的产生，从而减少血液循环中白细胞的数量。在服用氯氮平的患者中，如果监测不当，极少数患者可能出现严重的后果，有时甚至是致命的。因此，许多精神科医生，特别是美国的精神科医师，不愿意使用这种有效的药物来治疗对症的精神疾病（例如精神分裂症）患者。为了在美国增加氯氮平的恰当和安全使用，FDA 最近批准了一项氯氮平风险评估和缓解策略（REMS）计划。这项计划的发起对边缘型人格障碍的药物治疗具有重要启示意义。

氯氮平 REMS 计划对患有中度至重度、具有耐药性的边缘型人格障碍患者的重要性在于，在早期试验中，绝大多数患者已证明氯氮平对边缘型人格障碍有治疗作用并且使用很安全。牛津大学出版社 2018 年出版了一本关于人格障碍的神经生物学的书，在这本书中，查尔斯·舒尔茨和我就这个问题写了其中的一个部分。根据已经发表的研究，我们得出结论，确实需要进一步仔细评估氯氮平在具有耐药性的边缘型人格障碍患者中的疗效和安全性。我亲自治疗

了三名符合上述标准并使用了氯氮平的患者。三人的治疗反应都非
常好，并且在随访中继续表现良好，而他们的白细胞数量没有出现
严重下降。

心境稳定剂

抗癫痫药

有两类情绪稳定剂已被证明可以治疗边缘型人格障碍（参见表
10–1）。一种包括抗癫痫药托吡酯、拉莫三嗪和丙戊酸钠。第二种单
独成为一类，是锂。抗癫痫药最初用于患有复杂部分性癫痫发作的
人。这一疾病起源于大脑的内侧颞叶。已经确定，边缘型人格障碍
患者的大脑这个区域也出现了障碍。具体来说，该区域包含杏仁核
和前扣带皮层。这两个大脑结构对于情绪和冲动的产生和控制很重
要（参见第7章）。现在已知，许多精神障碍（包括边缘型人格障碍）
患者的杏仁核反应过度，而前扣带皮层则反应迟钝。

抗癫痫药可以平息这个大脑区域的癫痫发作活动，而这一区域
与情绪失调和冲动行为的产生有关。双相障碍患者经常表现出冲动
行为和情绪控制异常——持续的兴奋和抑郁、易怒和暴怒，并且已
经发现抗癫痫药可有效治疗这些症状。如果这些药物可用于治疗双
相障碍，那情理之中的是，它们也可能能够减少边缘型人格障碍

患者的情绪动荡和相关行为。用丙戊酸钠、托吡酯和拉莫三嗪治疗边缘型人格障碍患者的研究试验数量仍然有限。但是，对这些研究的元分析表明，它们确实显著减少了该疾病患者的情绪失调和冲动行为。

在过去 10 年中，抗癫痫类情绪稳定剂得到了更彻底的研究，现在被认为是治疗边缘型人格障碍症状的第二类药物（参见表 10–1）。

抗癫痫药对边缘型人格障碍的治疗很重要，原因有以下三个。

首先，抗癫痫药物似乎通过改变神经递质通路来发挥其治疗作用，但它改变的神经递质通路与受 FGA 和 SGA 影响的神经递质通路不同。FGA 类药物主要影响多巴胺 D2 受体的活性，而 SGA 类药物同时影响大脑中的多巴胺 D2 受体和血清素 5-HT2A 受体（参见第 7 章）。现在认为 FGA 和 SGA 的药物作用可以改善情绪不稳定、冲动和认知障碍方面的边缘型人格障碍症状。相比之下，抗癫痫药似乎通过影响中枢神经系统中 GABA 和谷氨酸通路的活性起作用。这些药物主要对情绪不稳定和冲动领域的症状起作用，但对认知障碍不起作用。

谷氨酸是大脑中主要的兴奋性神经递质，GABA 则是主要的抑制性神经递质（参见第 7 章）。有证据表明边缘型人格障碍患者 GABA 活性异常且其大脑 GABA 水平异常，这些差异与有效药物的作用机制相关。大脑的正常活动取决于谷氨酸和 GABA 的相互平衡。

认为谷氨酸和 GABA 中的其中一个或两个都出现了活性异常会增加患上边缘型人格障碍风险是合理的。因此，抗癫痫药为医生提供了另一类药物，这些药物通过与边缘型人格障碍相关的大脑机制起作用，它们是抗精神病药的补充。而边缘型人格障碍是各种化学异常引起的，因此通过抗精神病药和情绪稳定剂的互补可以增加患者从治疗中获益的可能性。

其次，由于它们的作用机制不同，对于使用抗精神病药只起到了部分作用的患者，精神科医生可能会添加抗癫痫药，以增强抗精神病药对患者的作用。

再次，三种抗癫痫药托吡酯、拉莫三嗪和丙戊酸钠的治疗效果和副作用各不相同，并且它们的药效和副作用也与抗精神病药不同。例如，拉莫三嗪的抗抑郁作用优于托吡酯和丙戊酸钠。因此，拉莫三嗪可能对那些经常短暂出现与边缘型人格障碍相关的抑郁发作但单使用经典抗抑郁药不能很好控制病情的患者更有用。

托吡酯除了对某些边缘型人格障碍的症状有效果外，似乎还能有效减少患者对食物、酒精和毒品的渴望。至少 50% 的边缘型人格障碍患者依赖酒精和毒品且 / 或有进食障碍。最后，虽然丙戊酸钠可能会导致体重显著增加，但拉莫三嗪似乎与体重无关，并且如上所述，托吡酯可能会减轻体重。

这些抗癫痫药未被 FDA 批准用于边缘型人格障碍的治疗。因为用它们治疗边缘型人格障碍是"标签外使用"，所以在使用任何一种抗癫痫药来治疗边缘型人格障碍的症状前，你应该与你的精神科医生仔细考察它们的好处和风险。当然，为你开的任何药物都应如此。

锂

锂是另一种稳定情绪的药物，有助于治疗边缘型人格障碍。这种药物最常用于治疗双相障碍患者。双相障碍患者的抑郁和其他情绪障碍症状与边缘型障碍的症状有许多相似之处。这些相似之处表明，锂也可能对边缘型人格障碍患者有用。在开放标签的临床研究试验中（患者和医生都知道患者正在服用锂），锂似乎对某些边缘型人格障碍患者有效（参见表 10–1）。与我上文提到的三种情绪稳定剂相比，它不常用于治疗边缘型人格障碍，因为锂在血液水平中含量一旦稍高于起治疗作用的水平，它就可能引起中毒。因此，开始接受锂用于治疗时，应密切监测血液中的锂值，并且在水平稳定后每年至少监测一次或两次。即使血液中锂值在正常水平内，它也可能会降低甲状腺和肾功能。尽管如此，如果其他情绪稳定剂没有作用，并且边缘型人格障碍患者的症状必须使用锂治疗，那么在这种情况下使用锂的风险收益比表明它是一个合理的选择。

抗焦虑剂和镇静剂

焦虑和睡眠不好是边缘型人格障碍的常见症状。最常用于治疗这些症状的药物是苯二氮平类药物，例如地西泮（安定）、阿普唑仑、替马西泮、氟西泮和三唑苯二氮。研究和临床经验表明，由于这些药物具有很高的成瘾可能，并且据报道，它们可能会导致冲动行为增多，因此边缘型人格障碍患者应谨慎使用这些药物。

有些患者还会对非苯二氮平类镇静剂唑吡坦产生不良反应，例如产生攻击性、外向性、激动、幻觉和人格解体。因此，如果医生给你开了这种药，请注意这些可能的问题。

营养剂

哈佛大学麦克林医院的玛丽·扎纳里尼和弗朗西斯·弗兰肯堡（Frances Frankenburg）最先报告了一种创新的治疗边缘型人格障碍方法的研究结果。跨国研究表明，更高的海鲜消费量与更低的双相障碍和抑郁症发生率有关。同样，在安慰剂对照试验中，鱼油中某些脂肪酸的混合物对抑郁症和双相障碍患者有益。基于这些发现，扎纳里尼和弗兰肯堡进行了安慰剂对照研究，探究欧米伽 3 脂肪酸对边缘型人格障碍女性患者的影响。他们的研究结果表明，与对照组相比，用这种营养剂（营养补充剂）治疗的女性的攻击性和抑郁感明显降低。这一发现已在另外两项研究中得以复制，并表明研究中显示的治疗效果是有效的。此外，研究中几乎没有显示副作用。最后，欧米伽 3 脂肪酸对边缘型人格障碍的作用机制虽未可知，但它很可能与其他类别的药物的作用机制不同，并有助于我们更好地了解这一疾病的本质，还可能因此而产生其他创新疗法。

如何选择药物来治疗你的边缘型障碍症状

你会注意到，在表 10–1 中，用于治疗边缘型障碍的药物类别会产生部分重叠但不相同的结果。这提出了两个问题：

- 为什么不同类别的药物对某些边缘型人格障碍的相同症状有效，但对其他症状无效？
- 患者的医生如何决定哪些药物或药物组合对其最有帮助？

科学原理

你还记得，在第 7 章中我们提到，边缘型人格障碍患者的大脑中调节情绪控制、冲动、认知功能（例如记忆、推理和计划）和人际关系（例如与人建立联结）的神经系统似乎受损了。维持这些神经系统正常运行均依靠兴奋性神经递质谷氨酸和抑制性神经递质 GABA。这两种神经递质的作用被其他神经递质改变，如血清素和多巴胺，也叫"神经调节物"。表 10–1 中描述的不同类别的药物对谷氨酸和 GABA 通路活性的作用部位和影响，与多巴胺和血清素等神经调节物的作用部位和生物化学作用不同。因此，相同的行为可能在控制这些行为的特定神经系统中，在特定化学作用位置受到不同药物活性的影响。

现在看来，边缘型人格障碍可能是遗传、发育和环境风险因素相互作用的结果（参见第 4 章）。正如许多疾病（包括精神疾病）一样，边缘型人格障碍可能需要多种遗传突变才会形成。这些遗传异常可能会损害在其神经通路中的多个位置处与边缘型障碍有关的一些神经系统，从而影响几种神经递质机制的功能，并导致一些具体症状。因为边缘型人格障碍患者不太可能在受影响的通路中携带相同的基因突变，所以该疾病的患者表现出不同的症状且每种症状的严重程度都不同。

因此，这些关键神经通路的多处神经递质功能障碍是治疗边缘型人格障碍的不同类别药物的化学靶标。如刚才所说，可能存在多种紊乱部位和紊乱类型，所以通常需要多种药物才能达到预期治疗效果。换句话说，如果神经通路在几个不同的位置"断裂"，则可能需要不同的药物来帮助恢复其正常的功能，以减少或消除具体症状。这需要患者的精神科医生判定最适合患者的具体症状的药物及症状产生的化学原因。

药物的选择顺序

选择最适合患者的药物至少取决于四个因素：（1）患者的具体症状；（2）已证实的药物对一种或多种症状的有效性；（3）患者对药物的耐受性；（4）成本。

首先，患者的主要症状表明哪种药物类别可能最有帮助。例如，让我们假设患者和大多数边缘型人格障碍患者都会经历：愤怒、焦虑、抑郁和冲动的症状；一种或多种认知障碍；以及人际关系的困难。在这种情况下，患者很可能会受益于 SGA 等广谱药物。

但是，如果你没有明显的自我毁灭或外在攻击行为、多疑或偏执思维、思维分裂、分离发作或推理困难，那么托吡酯等情绪稳定剂可能是更合适的首选。

再者，如果分别尝试了两类药物但都只是有点效果，那患者可能需要同时使用两个类别的药物，以充分控制症状，原因在上一节中讨论过。

然后，确定适合患者的药物的因素还包括确定患者对某种药物或某类药物的耐受能力。所有药物都可能导致副作用，而对有些人来说，某种药物或某类药物的副作用要大于其他药物。药物治疗的最终目标是达到最佳的治疗效果，且只产生最少和最小的副作用。在确定最适合患者的药物及其剂量前，这通常需要反复试验和试错。

选择合适患者的药物的最后一个因素是成本。例如，尽管非典型抗精神病药似乎可以有效治疗边缘型人格障碍的某些症状，并且比使用传统神经安定剂发生迟发性运动障碍的风险更低，但患者可能会发现它们太贵了。与 10 年前相比，现在的情况有所不同，因为现在许多此类药物都属于没有商标的药物，很容易获得。如果经济方面的考虑仍然是一个问题，则应与患者的医生讨论使用更便宜的 FGA 与使用更贵的 SGA 的相对风险和益处。

请记住，大脑功能并不取决于患者付的药费。它仅受患者服用的药物与大脑特定生物化学机制之间的匹配度影响。例如，在有 SGA 之前，我用 FGA 治疗了许多患者，其中许多患者的治疗效果非常令人满意。但是，在有了 SGA 之后，经我们讨论了两类药物的相对优点之后，我的一些患者明智地决定改用 SGA，他们尝试了几种不同的 SGA 类药物。但是，对于其中一些患者来说，很明显他们原先使用的药物比我们尝试的 SGA 类药物更有效，然后他们又重新用回原来使用的 FGA 类药物了。

关于使用抗精神病药治疗边缘型人格障碍的个人说明

在我的临床治疗和研究中，对使用抗精神病药治疗边缘型人格障碍的兴趣可以追溯到 1967 年，当时我在杜克大学医学中心接受精神病学住院医生第一年培训。最开始我对这些感兴趣是受一位绅士的影响，他在精神科住院并由我对他进行治疗。

这名患者是一名牙医，未婚，他经常因焦虑发作导致生活无法自理而入院。病情发作时，他无法工作，甚至由于恐惧会导致全身"瘫痪"，因而他只能接连几天躺在床上，无法照顾自己。他已经使用了当时新的抗焦虑药进行治疗，包括当时已有的苯二氮平类药物地西泮和氯氮卓，但这些药对他用处不大。最近发现的三环类抗抑郁药对他的副作用较大，或使他的症状恶化，同时他已经接受了多年的心理治疗。当时唯一有效的治疗方法似乎只有在精神科住院进行一两周的治疗。通过全天候的护理和养护，他的症状逐渐减轻，重新可以照顾好自己并重返工作岗位。但是几个月后，他又复发并重新住院。

当时，他的诊断是严重的焦虑性神经症。他从未表现出任何明显的精神病症状，但是他极度依赖几个亲人及他的精神科医生。当症状出现时，他无法控制自己，只会捶打自己；他不会发脾气，也没说自己特别抑郁，他只是感到特别孤独；他从未发展过成熟的关系，因为他黏人的依赖需求经常会把他人吓跑。

在我接受住院医生第一年的培训时，还没有对于边缘型人格障碍的正式诊断，因此这名患者也没得到是否患有边缘型人格障碍的评估。即便他患有边缘型人格障碍，当时也没有几个精神科医生能熟练治疗这一疾病。我不记得他是否有过边缘型人格障碍的其他症状，但是我现在怀疑他符合这种疾病的诊断标准。显然，既往使用的药物和心理疗法均未给他带来任何有益影响。当我翻阅他的病历后，我意识到他从未尝试使用"强安定剂"——这种药之后被我们称为"新药"，现在被称为"第一代抗精神病药"。我向我的指导老师建议，我们应该非常低剂量地给他使用这类药物。起初，我的指导老师对此表示怀疑，但我建议的剂量非常小，每天只有 1 ~ 2 毫克，而通常这种药物的每日剂量为 10 ~ 20 毫克，因此他同意了。当我与这名患者讨论时，他也欣然同意了。

令我们惊喜的是，用药后，他的症状减轻了很多。最终，我们根据患者的压力水平确定，该患者的最佳药物治疗剂量是每天 1 ~ 3 毫克。我记得，非常了解该患者的护理人员最初对此持怀疑态度，因为他们对学校教员和其他住院医生以更高剂量使用这类药物习以为常。

尽管我们都认为观察到的病情改善可能是安慰剂的效果，但没有其他使用过的药物对病情起到过这种改善作用。而这种治疗是否有效最终取决于长期的反应。我在住院服务部又待了三个月，再没有见过他住院。那年晚些时候，我和他的精神科医生确认，他的病情持续改善，能够规律性地工作了，并且现在很少再住院。

第二年，我被分配到了门诊部。当时我给我的边缘型人格障碍患者戴维斯夫人进行心理治疗，但是治疗并没能起作用（参见第 2

章），这让我想起了上文的那名患者。戴维斯夫人使用 FGA 药物治疗后，效果良好，这促使我继续将这种方法用于其他边缘型人格障碍患者。低剂量使用这类药物后，许多（当然不是全部）患者的病情得以改善。

1974 年，我离开了杜克大学，并接受了西雅图的华盛顿大学医学院精神病学部精神药物学系主任的职位聘任。我到了那里后，和另外两名精神科医师一起讨论治疗边缘型人格障碍患者的经验。我们很快发现，在低剂量使用 FGA 治疗该疾病的患者时，我们观察到的治疗效果基本相同。

那时，约翰·冈德森和玛格丽特·辛格已经发表了有关边缘型人格障碍诊断的文章。这篇文章意义重大，极大扩展了业内对边缘型人格障碍患者群体的兴趣。我和同事约翰·布林克利（John Brinkley）还有伯纳德·贝特曼认为，当时医学文献中尚无低剂量 FGA 对边缘型人格障碍患者的积极治疗作用的报告。实际上，有关该主题的文献通常不鼓励使用任何药物治疗边缘型人格障碍。因此，我们就此写了一个综述，以挑战当时对于边缘型人格障碍药物治疗的主流观点。我们在综述中增加了五个案例，这五个案例都源自我们的临床真实案例，其中的患者均通过药物治疗获得了良好疗效。该文章于 1979 年发表。

我们写这篇文章的两个主要原因是：（1）提醒其他精神科医

生注意在边缘型人格障碍患者中使用低剂量 FGA 的潜在益处；（2）提出需要进行安慰剂对照的临床试验来检验我们的假设。1986年，我在弗吉尼亚医学院的研究团队和匹兹堡大学的保罗·索洛夫（Paul Soloff）团队在同一科学期刊《普通精神病学档案》（*Archieves of General Psychiatry*）上同时发表了两项此类研究。这些研究都表明，低剂量FGA药物疗法可改善边缘型人格障碍的一些症状。此后，用 FGA 和以 SGA 为主来治疗边缘型人格障碍的其他对照研究也相继发表。除一项研究外，其他所有研究均证明，与安慰剂相比，药物治疗对边缘型人格障碍患者来说，具有明显的优势。

边缘型人格障碍药物治疗的总结性思考

我希望边缘型人格障碍很快可以得到 FDA 的批准，成为一种或多种药物（最可能是某种抗精神病药）的使用指征。这将是确定边缘型人格障碍患者应使用此类或其他类药物进行治疗的重要一步，我认为这一步骤可以大大增加边缘型人格障碍患者对该类药物的使用，并使他们从中受益。

尽管这一目标尚未实现，但玛丽·扎纳里尼和查尔斯·舒尔茨最近对奥氮平的使用非常接近于实现这一目标。我相信，边缘型人格障碍不仅是多种抗精神病药的适应证，也是一种或多种抗癫痫情绪稳定剂，甚至可能是欧米伽 3 脂肪酸的适应证。

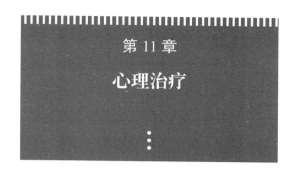

第 11 章

心理治疗

边缘型人格障碍的患病风险中约 60% 是遗传因素，这些遗传因素会导致患者大脑的化学物质和功能失衡。约 40% 的风险因素似乎与环境有关，它们会导致患者的行为和大脑功能受损。

环境因素和行为症状最终会阻碍有效行为模式和良好关系的正常建立。因此，患者必须与某个人建立安全、支持性和有效的关系，而这个人要能帮助患者了解自身疾病以及疾病影响患者的方式，并告诉患者如何才能最好地改善情绪、冲动行为、思维模式和紊乱的人际关系等边缘型人格障碍的特征。一个称职的治疗师可以满足这些要求并充当其他角色。心理治疗对于更好地控制边缘型人格障碍患者的症状，以及帮助其掌控生活至关重要。在治疗边缘型人格障碍方面，训练有素且经验丰富的治疗师从过去到现在一直存在短缺的情况。但是最近针对边缘型人格障碍的心理治疗方法发生了翻天覆地的变化。这些发展有望使患者更容易获得治疗，并提高对边缘型人格障碍和其他人格障碍治疗的有效性。最令人鼓舞的是，越来越多的治疗师在学习帮助治疗这些患者所需的心理治疗技能，并积累必要的经验以有效使用这些技能。

心理治疗非常有益、有趣，有时甚至是一件令人快乐的事。最初，许多人将心理治疗视作神秘而有些令人恐惧的体验。他们害怕治疗中所提及的问题都是负面的，却惊喜地从治疗中发现，自己还有许多积极的品质和技能，并且能够利用这些来发挥自己的优势。

本章将向患者简要介绍已证明对边缘型障碍患者有效的心理治疗类型。患者可以与其潜在的治疗师讨论这些可选疗法，并确定最适合他们的治疗形式，因为不同形式的心理治疗对不同特定症状的患者更有效。

双重方法：药物治疗和心理治疗

在我们讨论边缘型人格障碍的心理治疗之前，我想强调一下为什么同时进行药物治疗和心理治疗如此重要和有益。如第 10 章所述，药物在治疗中的主要用途是减少和缓解无法通过心理治疗解决的令人困扰的、通常是慢性的症状。服用药物后，边缘型人格障碍和其他共病的症状通常能得到快速改善，患者的疾病能得到极大缓解，这有助于患者和精神科医生及治疗师形成健康、互信的治疗联盟。药物治疗通常只是疾病最佳治疗的初始阶段，心理治疗则使患者的治疗取得更大进展。这就是我推荐使用药物和心理双重治疗来有效治疗边缘型人格障碍的原因。

当然，药物无法向患者传递有关边缘型人格障碍的信息。但是通过显著降低症状的严重程度，它们确实能使患者获取、吸收并适当地应用其在治疗中学到的新信息。为了成为一个拥有平衡心态、良好人际关系和有效生活方法的人，患者必须能够感知自己和他人的微妙情绪，辨别正面与负面的情绪和想法，并且能够区分给他们带来持久快乐和满足的机会，以及那些最初令人兴奋但会造成长期伤害的诱惑。为了成功实现更深层的治疗，患者通常需要一位训练有素的治疗师，帮助其在重要而日益复杂的相互作用的情绪、认知和智慧中，更好地理解和欣赏自己的优势和不足，尤其是当这些情绪、知识和智慧涉及人际关系时。在适当药物的帮助下，更容易培养这些品质，但药物本身并不能起到这一作用，心理治疗才是患者获得这些关键知识的主要途径。

针对边缘型人格障碍的心理治疗

了解心理治疗在历史上如何用于解决边缘型人格障碍的问题对于理解当前心理治疗形式的起源、基本原理和关键组成部分是很有裨益的。

直到近 30 年前，边缘型人格障碍心理治疗的基本原理主要基于哲学和经验，而不是实证。几乎没有严格的研究用于检验心理治疗的基本理论或大多数心理治疗的效果。1938 年，美国精神分析学家阿道夫·施特恩发表了一篇具有开创性和预见性的文章。在文章中，他清晰地描述了这一时期的边缘型人格障碍心理治疗的局限性。施特恩当时表示，传统的精神分析很少能显著改善边缘型人格障碍患者的情况。他提出了一些改进方法，这些方法在他的临床经历中非常有用，其中的很多方法现在仍被用于针对边缘型障碍的心理治疗。

由于精神分析和其他传统的第一代心理治疗被证明对许多边缘型人格障碍患者相对无效，因此在过去的近 30 年中，研究者新开发了许多针对边缘型人格障碍的心理治疗方法。其中，以下七种治疗方法有研究证据表明其功效：

- 辩证行为疗法（DBT）；
- 心智化治疗（mentalization-based treatment, MBT）；
- 移情焦点治疗（transference focused treatment，TFP）；
- 图式焦点治疗（schema-focused therapy，SFT）；
- 良好的精神科管理（good psychiatric management，GPM）；
- 情绪预测与问题解决的系统训练（system training for emotional predictability and problem solving，STEPPS）；
- 人际团体心理治疗（interpersonal group psychotherapy，IGP）。

请注意，这些针对边缘型人格障碍的疗法没有在排除药物使用的情况下经过严格测试。相关研究也没有报告药物的类型和剂量。这是一个重要的不受控制的变量，它混淆了这些研究的结果。由于这一漏洞，许多治疗师得出结论，心理治疗是研究样本症状改善的原因。人们曾经一直认为并声称药物对治疗边缘型人格障碍几乎没有益处，充其量只能作为心理治疗的补充。但如今越来越多的人认为，适当的药物确实可以显著减轻边缘型人格障碍的某些症状，从而能够提高治疗效果。这里指的是，除非患者的症状只有轻度到中度，否则患者应该对任何不假思索地反对在治疗边缘型人格障碍中使用药物的治疗师持怀疑态度。在这种情况下，暂缓药物介入而只进行心理治疗试验是一个合理的选择。

辩证行为疗法

辩证行为疗法（DBT）是所有用于治疗边缘型人格障碍的疗法中经对照研究检验得最多的，并且这一疗法被广泛运用。

西雅图的华盛顿大学心理学家玛莎·林内翰为边缘型人格障碍患者，特别是那些经常有自毁和自残行为且频繁因这些行为而短暂住院的患者，开发了 DBT。DBT 的理论基础是：边缘型人格障碍的症状是由调节情绪反应的大脑机制出现生物损伤引起的。当具有这一疾病遗传风险因素的孩子与他人互动，而且其他人无法理解和认可他们的情绪痛苦并帮助他们学习有效的应对技巧来减少痛苦时，这种损伤的早期行为影响就会被放大。

DBT 在一些研究中取得了极大效果，尤其是减少了患者的自杀行为、自残行为，降低了他们的住院频率，并提高了他们对社会的适应能力，因此，DBT 在边缘型人格障碍的治疗中获得了青睐。许多心理治疗师都可以学习并使用 DBT。尽管临床医生可以通过许多研讨会了解更多有关 DBT 的信息，但是训练有素的治疗师必须参加为期 10 天的密集培训课程。每年越来越多的治疗师接受这种"黄金标准"的 DBT 培训，但是 DBT 治疗师没有官方认证。

DBT 的目标在某种程度上与个体支持性心理治疗，特别是运用认知行为技术的个体支持性心理治疗的目标重叠，但是二者使用了不同的理论概念和许多不同的治疗策略。DBT 试图认可患者情绪失调的感受和由此导致的问题，但它是通过轻轻地劝说患者进行有成效的改变来平衡这种认可的。DBT 还专注于培养患者的特定技能，以应对生活中出现的其他对立或"辩证性"的紧张关系和冲突，如患者对治疗师和其他人明显的高度依赖需求和因这种"过度"依赖而引起的恐惧和内疚。

DBT 与其他形式的心理治疗还有其他区别。DBT 包括每周一次的个体心理治疗，这种治疗由经过 DBT 培训的治疗师进行；在群体环境中进行每周两次、每次两个半小时的 DBT 技能培训课程；参与患者护理的治疗师每周举行团队会议。在 DBT 中，通常不鼓励患者去医院或使用药物控制紧张情绪，因为治疗的目的是让其学会运用比之前更有效的方式来处理现在的冲突和情绪危机。值得注意的是，一个研究显示，结合使用 DBT 和抗精神病药［但不是 SSRI 抗抑郁药氟西汀（百忧解）］比单独使用 DBT 或抗精神病药更有效。在很多社区中都有训练有素的 DBT 治疗师。但是，如下文所说，没有证据显示 DBT 比其他专注于治疗边缘型人格障碍的心理治疗更有效。

心智化治疗

心智化治疗（MBT）是由安东尼·贝特曼（Anthony Bateman）和皮特·冯纳吉（Peter Fonagy）开发的。MBT 和 DBT 的理论假设不同：DBT 认为边缘型人格障碍是患者内在的情绪失调和不接纳患者的环境共同导致的，而贝特曼和冯纳吉则提出边缘型人格障碍是以下大脑运行过程的遗传性障碍和后天障碍相互作用的结果：

- 情感或情绪反应的范围、强度、不稳定性和不恰当性；
- 冲动控制；
- 人际功能；
- 认知水平，或对自己、他人和事件的隐含和外显的感知和解读，以及对它们的前后一致的整合。

这些是 MBT 关注的中心，统称为"心智化"。

换言之，贝特曼和冯纳吉认为，边缘型人格障碍患者在上述认知功能的心智化方面存在先天的主要障碍。这会导致他们的情绪反应、冲动控制和人际关系功能出现二次障碍，因为它们无法整合成一个连贯的整体。由于这些主要困难及其对于发展积极人际关系的重要性，因此治疗的变化主要由治疗师和患者的互动来促成。

MBT 的临床应用有四个主要特点：（1）治疗师关注患者现有的想法、感受、愿望和欲望；（2）避免与主观感受的现实无关的讨论；（3）营造一种鼓励公开讨论想法和感受的治疗氛围；（4）对讨论中的想法和感受有清晰的理解后再采取行动。总之，MBT 的主要改变机制是在患者与治疗师依恋关系的背景下加强心智化。

与 DBT 和其他基于理论的疗法一样，MBT 的一个主要局限性是它的概念基础和应用过于受限和不灵活，无法适应边缘型人格障碍在多个领域内的巨大变化（我们将在下文中更详细地讨论这个问题）。

移情焦点治疗

移情焦点治疗（TFP）是另一种专门为边缘型人格障碍患者开发的治疗方法，它在很大程度是基于精神动力学原理的。与许多其他边缘型人格障碍治疗方法相比，有人提出，人格基本形式或结构的心理障碍是该疾病特定症状出现的原因。在 TFP 中，患者因为受边缘型人格障碍的影响，而将个人的感知分为好坏两极，这导致患者的思想和感受严重不一致，从而影响其对自己和他人的认知。简言之，它决定了患者对现实的体验和解读。

TFP 最初侧重在治疗师与患者之间建立行为协议，因为在治疗期间很可能会有事情发生并威胁到二者的关系。且这些必须妥善解决，然后才能主要通过审视、理解和改善患者与治疗师的互动，继续治疗原发性心理障碍并减轻其症状。

TFP 的基本目标是整合对自我和他人的两极化表征，或减少分裂思维。治疗方法是通过明确的合同式和结构化的治疗，使患者有机会整合之前分裂和杂乱无章的认知、思想和情绪。治疗师提供一个情绪和认知的"抱持"环境，并期望患者用深思熟虑和自律的方法处理认知、情绪状态和行为。治疗师对当下的治疗关系进行澄清、对质和解释，从而引导患者重新审视不同的信息（这个过程称为"移情"）。

TFP 的一个显著局限性是这种类型的精神动力学心理治疗并不适合所有边缘型人格障碍患者。一些患者可能没有自我力量（复原力）来忍受这种治疗方法引发的人际情绪。他们可能无法充分控制自己的冲动行为，或者没有足够的时间或资金投入到治疗过程中。此外，并非所有心理治疗师都参加过培训，并具备经验和技能来为边缘型人格障碍患者提供此类治疗。与针对该疾病的所有形式的心理治疗一样，在使用 TFP 之前应确定和考虑这些问题。

图式焦点治疗

图式焦点治疗（SFT）是精神动力学心理治疗、支持性心理治疗和认知行为疗法的结构化整合。SFT基于这一假定：边缘型人格障碍患者的人格结构更加僵化，他们存在长期的心理问题且具有根深蒂固但不正确的信仰体系。

治疗边缘型人格障碍最大的挑战之一是情绪和思想的快速转变，尤其是从爱到恨的转换，以及患者所经历的症状范围广且非常严重。为了应对这些对治疗的重大威胁，SFT将患者的行为分为五个人格面具或图式，边缘型人格障碍患者会在这些图式中"转换"，以试图应对他们的困难。这五个图式是：（1）被遗弃和困惑的孩子；（2）愤怒和冲动的孩子；（3）疏离的保护者；（4）惩罚的父母；（5）健康的成年人。

SFT对边缘型人格障碍的四种治疗和改变机制是：（1）治疗师"有限度地重新养育"；（2）以情绪为中心的工作，主要使用意象和对话；（3）认知重构和教育；（4）打破和重建无效且有害的行为模式。

由于采用了不同的概念方法，SFT的一个重要问题是没有某种单一或综合的理论可以清楚地指导治疗师和患者完成治疗过程。与所有形式的边缘型人格障碍心理治疗一样，并非所有边缘型人格障碍患者都适合SFT，而且专门接受过SFT培训的治疗师的数量有限。

良好的精神科管理

良好的精神科管理（GPM）整合了边缘型人格障碍治疗的不同方式，包括精神动力学心理治疗、病例管理和药物治疗。GPM 中的心理治疗使用认知、行为和精神动力学干预方法，并特别关注会导致依恋模式障碍的相关方面和亲密关系中情绪的有效调节。

GPM 中的药物治疗是针对症状的，并优先治疗情绪不稳定、冲动和攻击性症状。这与 2001 年美国精神医学学会制定的《边缘型人格障碍治疗实践指南》相符。最近的研究发现（参见第 10 章），该指南的药物治疗部分现在已严重过时。即便如此，也有证据表明，如果使用 GPM 的精神科医生和治疗师了解 GPM 的原理和过程，并对治疗边缘型人格障碍有浓厚兴趣，那么 GPM 与 DBT 一样有效。

治疗一年后，患者的症状改善似乎至少持续两年。虽然研究人员测试 GPM 时在指南中对心理治疗方法进行了书面描述，但该指南尚未出版，因此 GPM 不能被广泛使用。

仅有有限的证据支持 GPM 这种形式的边缘型人格障碍心理治疗，尽管如此，我们不应忽视这一方法。GPM 由约翰·冈德森和保罗·林克斯共同开发。冈德森在治疗患者、开展研究和发表有关边缘型人格障碍的科学文章方面拥有丰富的经验，在该领域备受推崇。此外，非常需要更多的精神科医生和其他心理健康专业人员参与到边缘型人格障碍患者的护理中，而冈德森最近出版的 GPM 指南清晰而简洁地解释了 GPM 使用过程中的基本原理和临床应用。

情绪预测与问题解决的系统训练

STEPPS 是由拥有社会工作硕士学位的南斯·布卢姆和她的同事开发的团体门诊教育项目，旨在补充而非替代边缘型人格障碍患者的个体心理治疗和药物治疗，因此，开发人员称其为"增值"治疗。该项目的既定目标是让患者及其支持系统中的人得到有关边缘型人格障碍的教育，教授患者情绪调节和行为管理技能，并提升他们的持续支持系统（包括对患者来说重要的人、家庭成员和治疗师）的有效性。该项目积累的大量证据表明它有效地减少了患者的抑郁、缓解了患者的边缘型人格障碍的症状，并降低了患者就医的频率。STEPPS 已经在美国和荷兰得到了测试和使用。

在 STEPPS 中，边缘型人格障碍被视为情绪和行为调节障碍，包括感知和认知障碍，例如全有或全无思维（思维分裂）。它的开发是要应对该疾病的主要症状并避免 DBT 和 MBT 的局限性。DBT 需要大量的时间投入，并规定个人治疗和技能培训只能由合格的 DBT 治疗师进行。STEPPS 包括在 20 周内每周进行两小时的课堂学习，以及患者当前的治疗师对患者进行的个体治疗。重要的是，在某些情况下，个体治疗和技能培训均须由接受过 DBT 培训的人员进行，而这一要求会让患者不得不停止当前已在进行的治疗。最后，STEPPS

的开发人员指出，DBT 和 MBT 运用起来并不便捷，非常费精力且耗时，并且治疗师需要大量的培训。

人际团体心理治疗

现在已经确定，明显的人际关系障碍是边缘型人格障碍四大类主要具体症状之一。许多患者在团体环境中症状得以改善，尤其是人际关系技能得到了改善。团体治疗环境还能帮助患者改善情绪失调、冲动和感知、推理和问题解决等具体症状。

边缘型人格障碍患者会给家庭带来困扰。此外，正如我们所见，边缘型人格障碍是可遗传的，它在家庭其他成员中很常见（抑郁症、物质滥用等其他一些疾病也如此）。这些遗传和环境风险因素的相互作用增加了患边缘型人格障碍的风险及其严重程度。因此，为患者的家庭成员，尤其是其父母和伴侣制订教育和治疗计划已被证明是有效的，这可以帮助他们了解如何改善与患有边缘型人格障碍的家庭成员的互动。家庭计划提供有关边缘型人格障碍的信息，教授家人如何为了自身福祉更好地应对患者，并提供发展支持网络的机会。

尽管这些可能会有所帮助，但你应该谨慎参与此类团体。如果团体中的一个或多个人以愤怒、操纵、恶意或其他不恰当和具有破坏性的方式对待另一个团体成员或整个团体，则可能造成相当大的伤害。如果没有训练有素的领导者或协助者在场及时、适当地处理这种情况，团体成员甚至整个团体，都可能受到重大伤害。

在加入这类团队之前，你应该向有边缘型人格障碍患者治疗经验的心理健康专业人员寻求有关当地团体的建议。此外，在加入之前向此类团体的成员寻求信息可能会有所帮助。

展望：边缘型人格障碍心理治疗的未来

许多专家得出结论，所有的现有疗法都有很大的局限性，我们需要对我们的治疗方法进行重大改变。

这些专家中最多产和最具创造力的是加拿大英属哥伦比亚大学精神病学系名誉教授、医学博士、哲学博士约翰·利夫斯利。利夫斯利在他的一本书中总结了他的想法并整合了该领域其他专家的想法，以鼓励开发一种新的人格障碍治疗模式。这种治疗模式被称为整合模块疗法（integrated modular treatment，IMT）。

利夫斯利和他的同事提出，目前的治疗方法意味着治疗仅限于上面讨论的治疗方法中的一种。此外，这些方法都没能从概念或实践中解决人格障碍症状的巨大差异问题，对边缘型人格障碍来说尤其如此。换句话说，当前心理治疗方法的主要局限在于它们的范围太小、不够深入。患者个人的先天和后天的恢复力有限，而这将阻碍其最大限度地受益，而综合另一些疗法则可能带来更多益处。

IMT 的开发人员希望克服这些限制。该方法结合了所有有效的治疗原则、策略和方法，并将其用于治疗特定的障碍。通过这种方式，IMT 改进了那些假设该疾病只会导致某一种障碍并且只运用有限数量的治疗方法的模型。

IMT 中的"治疗模块"被定义为"针对特定功能障碍的一系列相互关联的治疗干预措施"。一些模块源自已在实证研究试验中测试过的治疗干预措施，其他一些模块则由人格障碍精神病理学领域经验丰富且技术娴熟的治疗师推荐。IMT 为患者提供指导，以将患者的精神病理学症状与适当的治疗模块相匹配。IMT 治疗模块分为一般或通用模块和具体模块，其中一般或通用模块存在于所有治疗中，而具体模块是针对特定障碍的，不是所有患者都需要。这两种模块都从所有现行的治疗模块中选择。IMT 中的五种通用和具体治疗模块包括：（1）安全；（2）控制；（3）管理和调节；（4）探索和改变；（5）整合和融合。IMT 在结构上兼收并蓄，但可能也因此让人困惑，而通过理解并推进这五个阶段，治疗师可以减少困惑。

人格障碍的所有有效疗法都侧重于建立患者对自我身份的全面、一致的认识，并关注对患者的人际关系的慢性损害。因此，IMT 中的常见处理模块包括关于治疗规则的结构化协议；患者和治疗师之间的治疗联盟；治疗师始终坚持治疗框架；治疗师认可患者的经历及其合理性；患者想要改变的动力；患者获得对自己和他人的清晰认识，以及仔细反思二者的心理状态的能力。治疗的初始目标贯穿于安全、控制、管理和调节阶段。这些基本治疗阶段的进展取决于患者患病的严重程度及其恢复能力。

随着共同模块的治疗目标及其相关目标得到实现，患者和治疗师将进入最能满足患者个人需求的特定治疗模块。这些治疗阶段通常是管理和调节、探索和改变以及整合和融合等后面的阶段。根据患者的恢复力水平和个人症状，治疗师会为他们量身定制特定模块。这种实用的 IMT 方法具有灵活性、治疗范围广且深度治疗的特点，而这些正是当前治疗模型所缺乏的。

治疗模块不是分散的或线性的，而是同时独立地进行或非线性的。因此，这五个治疗阶段提供的概念框架有助于治疗师和患者确定他们在治疗中的位置，并有效地专注于手头的工作。

IMT 的另一个重要策略是对指导当前治疗的概念和方法进行整合。利夫斯利和他的同事表示，在 IMT 变得可行之前，还需要更多的研究和知识。由于对 IMT 的研究刚刚发表，因此很少有治疗师对它很了解或拥有使用它来治疗边缘型人格障碍的丰富经验。尽管如此，该领域的许多思想领袖都表示支持这种方法。我相信在不久的将来，IMT 会被更普遍地应用，更多的患者能获得这种治疗。在此之前，请继续进行你可以获得且最适合你的治疗。

寻找治疗师的策略

如果你怀疑自己或你的家庭成员患有边缘型人格障碍，你可能会对如何获得最佳治疗有很多疑问。你可以使用以下指南来寻找你所在地区的治疗师。

第一，确定你社区中的治疗师是否具备有效治疗边缘型人格障碍所需的技能和经验。

第二，确认他们是否支持使用药物治疗边缘型人格障碍。如果他们是精神科医生，请询问他们通常使用哪些药物以及用于什么目的，并将他们的回答与第 10 章提供的信息进行比较。

第三，询问治疗师使用哪种心理治疗方法，并将这种方法与你的症状和本章描述的方法进行比较，看看是否合适。

第四，确定治疗师是否需要在你的书面许可下，在评估和治疗期与你的近亲和治疗你的其他精神科医生交换意见。

你的首要任务是找到一位长期治疗边缘型人格障碍患者的治疗师，这通常是最困难的。如今，美国的许多社区仍然没有具备所需的技能、经验和奉献精神以提供标准化护理的治疗师。如果你无法找到治疗师，可以通过官方网站或电话联系边缘型人格障碍资源中心。该中心拥有美国最全的边缘型人格障碍治疗临床医生的名单。

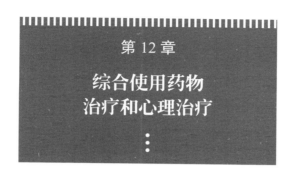

第 12 章

综合使用药物
治疗和心理治疗

在过去 20 年里，我们关于边缘型人格障碍的性质和治疗的认知呈指数级增长。最近，该领域的许多专家都表示，药物在边缘型人格障碍的治疗中充其量只起次要作用，应在短期使用后停药。其他专家则强烈主张心理治疗是治疗边缘型人格障碍唯一正当、合理的方法，并且除了治疗抑郁症和焦虑症等共患疾病外，药物在治疗边缘型人格障碍方面不起任何其他作用。事实上，一些享有盛誉的专业组织仍然认为药物不应该用于治疗边缘型人格障碍。

如今，许多不支持在适当条件下使用药物治疗边缘型人格障碍的观点已被该领域的专家扭转。现在，支持药物使用的科学证据比 15 年前要多得多。约翰·利夫斯利及其同事出版了一本关于人格障碍的综合模块化心理治疗方法的开创性著作，他们在该书中讨论了如何更好地结合药物和心理治疗的问题（参见第 11 章）。在这本著作的开篇一章中，他们将安全、建立患者和治疗师之间的联盟以及患者的动力放在首位，他们认为药物对于治疗中度至重度冲动、情感不稳定和认知失调等症状是有效的，而这些症状往往无法通过心理治疗得到有效治疗。现在，很少有患者在得到正确诊断并接受咨询的同时不接受药物治疗的，尽管在某些情况下治疗效果并不佳。

现在，治疗边缘型人格障碍患者的精神科医生的主要任务是，在必要时决定如何最好地结合药物与心理治疗以达到最佳效果。肯·西尔克（Ken Silk）博士和我在利夫斯利的书中谈到了这个问题，该书是为临床医生和精神病学家写的。以下是对我们主要观点的总结。

临床治疗团队

一些精神科医生目前还继续为边缘型人格障碍患者及其家人提供各种护理，这意味着同一个医生会提供危机干预、药物管理、个人和团体心理治疗以及家庭治疗等服务。然而，大多数治疗这种疾病的精神科医生都已经停止以这种方式执业，因为他们的时间有限。正确的药物在患者身上见效很快，患者很容易出现"分裂"亲密关系的倾向（这是分裂思维的表现，在边缘型人格障碍患者中很常见）。由同一位精神科医生来实现所有这些功能根本不切实际。

涉及两名或多名临床医生的治疗模式似乎已成为最流行和最有

效的护理形式。也就是说，开处方的精神科医生和一名或多名心理治疗师共同治疗边缘型人格障碍患者及其家人现在很常见。这种合作的界限很复杂，而且如果要使这种护理模式获得成功，那么所有相关方都必须清楚地理解、同意并始终如一地遵守这些界限。由于边缘型人格障碍的本质，随着时间的推移，患者会呈现出不同的疾病严重程度，并且他们的临床状况通常会迅速变化。因此，治疗团队的成员必须了解自己的角色，无论患者处于边缘型人格障碍危机中，或病情基本稳定但时有波动中，还是处于部分症状缓解中，都应始终准备好提供快速而恰当的治疗。治疗团队的所有成员，以及患者和家属，都必须了解正在使用哪些药物和心理治疗形式及其用于什么目的，以及预期的结果是什么。简言之，团队必须共同努力——连续而统一协调的治疗工作至关重要。

治疗者之间建立合作关系

为了从治疗中获得最大益处，你需要在开始治疗之前向你的治疗师或精神科医生澄清以下信息。无论你是与一位临床医生合作，还是与精神科医生和治疗师团队合作，你都应该和参与你治疗的每个人一起仔细审阅具体的治疗条款。此外，许多临床医生发现，在需要时将重要的家庭成员纳入评估和治疗是有益的。根据你的情况，这些家庭成员可能是配偶或伴侣、父母，有时是兄弟姐妹和孩子（正如我在第 11 章中提到的，让家人参与治疗过程有助于患者建立支持网络，并为患者的家人和所爱的人提供重要的知识和应对机制）。在开始治疗前，很重要的一点是，患者应该和其精神科医生和治疗师讨论是否让家人参与治疗，并找到解决方案。最后，要了解处方药的名称、具体目的和预期结果、药效时长、治疗局限性以及潜在的短期和长期副作用。

以下问题非常值得与患者可能选择的精神科医生或治疗师仔细考察。

选择一个精神科医生进行治疗

1. 弄清处方药是否可以"按需"使用，如果可以，说明使用条件。

2. 请精神科医生解释药物和心理治疗如何在患者的整体治疗计划中起作用。

3. 与精神科医生一起确定药物和心理治疗在患者的案例中的有效范围及限制。

4. 确定在治疗中在何时及何种条件下患者应该与治疗师或精神科医生紧急联系。

结合多名医生的治疗

1. 确定患者的精神科医生和治疗师都认为边缘型人格障碍是一种医学疾病，该疾病通常需要患者服用药物并进行心理治疗，以改善对情绪的自我意识、情绪和行为的自我控制、思维、推理并整合思想和感受，从而提高患者的生活技能。如果团体中对边缘型人格障碍的性质和严重程度以及影响患者的环境因素存在分歧，患者可能就要考虑继续寻找其他治疗师。

2. 确定精神科医生和治疗师都清楚地了解自己在协作团队中的角色以及其他团队成员的角色，并尊重和支持同事的工作。团队中的任何成员都应该重视其他成员工作的重要性。

3. 就患者应该在何时以及在什么条件下联系团队成员达成一致（除了定期的治疗预约外）。在患者遇到危机和其他不能推迟到下一次预约的情况下，就患者应该联系哪个团队成员达成一致。随着治疗取得进展，这种联系将越来越少。

4. 患者应该知道，他的心理治疗师可能会询问他是否按要求服药以及药物的功效和副作用，而他的精神科医生可能会询问他当前心理治疗中的中心主题。分享这些信息对每位临床医生来说都是必不可少的，这样才能适当地协调患者的治疗。

综合治疗案例：P 女士的案例

以下 P 女士的案例结合了药物治疗与心理治疗。P 女士是一名 22 岁的单身女性，她被诊断为边缘型人格障碍。她的治疗师将她转介给我进行精神科治疗，因为她的情绪失调、行为控制不佳和思维过程障碍严重干扰了她的人际关系和治疗。

当我遇到 P 女士时，我的第一印象是，这是一位衣着讲究的年轻女子，她的病不严重。她说话自然，没有答非所问或前言不搭后语，也没有精神运动异常的症状。正如她所说的，她主要是易怒，并且长期感到有些绝望。几个月前，P 女士接受了心理治疗，她的治疗师接受了广泛的培训（特别是辩证行为疗法，即 DBT），并且在治疗边缘型人格障碍患者方面有非常丰富的经验。尽管每周安排了一次单独的个体心理治疗课程和两次各 1.5 小时的技能培训团体课程，但是她在治疗方面并没有取得显著进展。她的治疗师建议她进行进一步评估，以确定药物试验是否有用。这个建议很明确：P 女士将继续她的心理治疗，治疗师会根据需要与我联系。药物不会替代治疗，而是作为补充，旨在减少她的一些恼人的症状。这些症状包括她在治疗期间和治疗之外的暴怒、她的自残和有害行为（其中一些症状经常让她需要去看急诊）、她对治疗师的怀疑，以及她在压力下的短暂分离发作。起初，P 女士拒绝了这个建议，尽管她的治疗师在他们开始治疗之前就告诉了她这种可能性。最终她对自己没有取得任何进展感到沮丧，所以她同意考虑治疗师的建议并与我会面。

在首次评估开始的 10 分钟，P 女士相当谨慎，她似乎不愿意全面回答我的许多问题。我直接问她为什么会这样。最终，她承认她害怕如果诚实地回答我的一些问题，我可能就会认为她的障碍太严重而使她无法继续与目前的治疗师合作。我向她保证，评估的目的是确定药物是否可以降低她某些症状的严重程度，从而使心理治疗更有效。我补充说，在我与治疗师最初的谈话中，治疗师说希望继续对 P 女士进行治疗，我希望我能让她和她的治疗师的治疗工作更有益。P 女士似乎放松了一些，我继续对她进行评估。

她报告说自己没有重度抑郁发作、轻躁狂、ADHD、焦虑或惊恐发作、强迫症或进食障碍的症状或病史，没有严重的内科疾病或手术史，也没有服用任何药物。

P 女士报告说，在她的直系亲属和大家庭中似乎有人有抑郁症和焦虑症，但据她所知，她没有物质使用障碍、进食障碍或 ADHD 家族史。她否认其家人或其他人对她有过任何身体、情感或性虐待。总的来说，除了她，她认为她的家人都过得很好，她认为自己是家里的害群之马。她的直系亲属都是大学毕业，但她很难拿到学位。她接受培训成为一名教师，但她难以控制自己对上级和一些同事发脾气，这导致她有一次被解雇了。

P 女士报告说，她从小就患有焦虑症和抑郁症，并且症状越来越严重，直到她进入中学。当时，这两种症状都急剧加重，她也变得更加容易发怒。她经常与兄弟姐妹发生口角和肢体冲突，偶尔还与父母发生冲突。在与家人关系急剧恶化的第一年，当她特别生气时，她开始割伤和抓挠自己的手臂。P女士回忆说，她有一天突然想这样做，所以她尝试了一下。她说，这让她冷静下来，至少在几个小时内更好地控制自己的情绪。在一次特别严重的割伤和流血事件后，她的父母发现了她的这种行为，并将她带到了急诊室。在那里，她服用了她认为是小剂量的温和镇静剂，然后就出院了。此后，类似的事件每月都会发生数次，有时严重到需要看急诊。P女士报告说她从未有过自杀的念头，也从未住院。她否认过度使用酒精或面临法律问题，但承认她对大麻和可卡因进行过短暂的尝试，以及偶尔有无保护性行为。

当我询问她抑郁发作的性质时，P女士回答说，这些发作发生在她经历了严重的失望之后，通常是与男友分手或其他朋友闹矛盾，并对这些争吵或其他一些不当行为感到内疚时。抑郁往往会在几天里逐渐消退。

P女士一直觉得别人对她过于挑剔，经常看不起她。有时，在压力下，她认为家人和熟人正在计划以某种方式伤害她。在一些非常有压力的情况下，她会在长达15分钟或更长时间内出现思想"脱离现实"的情况，并且无法回忆在此期间发生的事件和进行的讨论。

此外，她指出，在重要问题和亲密关系中，她难以平衡自己的想法和感受，倾向于将事物视作非黑即白。

最后，她说自己从小就很难建立和维持亲密关系，即使是与她的父母、兄弟姐妹和她的大家庭中的其他成员也是如此。在家庭之外，她几乎没有信得过的亲近的朋友，而这些关系通常以她感到被另一个人背叛而失望告终。当她有男朋友时，她经常和他吵架，因为她认为他对她没有足够的关注，并最终认为他出轨了。然后她结束了这段关系。

当我问及她的治疗经历时，她承认虽然她喜欢她的治疗师，但治疗后她几乎没有取得进步。"可能是因为我不够努力。此外，我似乎不能完全理解他们在治疗中教授的内容，当我理解时，我的愤怒和抑郁又是如此强烈，以至于我无法尝试新的行为，甚至在我需要这些内容时，我都想不起来它们。"P 女士说。

对 P 女士进行评估后，我问 P 女士，她是否愿意听听我关于她出现这些困难的可能原因、这些困难如何影响她的生活以及药物在她治疗中和治疗后是否可能有用的想法。她表示愿意，所以我说出了我对她的状况的评估。我同意她的治疗师的看法，她患有中度边缘型人格障碍，她的抑郁发作通常与 BPD 相关，而不是重性抑郁障碍发作。我和她一起回顾了边缘型人格障碍是如何在她的案例中表现出来的，并举了几个例子来说明这对她的生活产生的影响（例如，有时她会表现出中度的二元对立或分裂思维，尤其是在讨论她对家人、男朋友和朋友的感受和想法时）。然后我与她讨论了使人患上边缘型人格障碍的生物学和环境风险因素。在她的生活中，似乎很少有常见的环境风险因素，这表明遗传因素在她的案例中起到了主要作用。我们讨论了该结论的含义。最值得注意的是，对 P 女士来说，出现障碍的大脑神经通路可以通过服用一两种药物得到改善。我强调，她难以从治疗中获益很可能是由于这些通路障碍，而不是她缺乏尝试。

　　P 女士最初很担心。过去给她开的 SSRI 药物给她带来了副作用，尤其是体重增加、性欲降低以及大部分时间情绪低落。她还担心药物会改变真实的她。我提醒她，通过仔细选择和调整药物剂量，并在需要时更换药物，可以显著减少副作用。此外，我对她说，她大脑中几条通路的功能受损使她或任何其他人都无法充分了解真实的她和她真正的能力，并阻碍了她过上最好的生活。我们在会面结束时讨论了接下来会发生的事，我将与她的治疗师讨论我的发现和建议，而且我建议 P 女士与她的治疗师讨论在她的治疗方案中添加药物的相对益处和风险。大约四个星期后，我接到了 P 女士的电话，在仔细考虑并与她的治疗师交谈后，她想开始尝试药物治疗。

　　在第二次会面开始时，我和 P 女士回顾了我们之前讨论过的主要问题。然后我问她什么症状对她来说困扰最大，如果可能，她最想通过药物减轻哪些症状。她很快提出以下症状：过度愤怒、自残、言语和肢体攻击行为、猜疑、游离，以及她在人际关系方面的困难。

我告诉她，其中一些症状比其他症状更可能因药物而得到缓解。我们讨论了在治疗起始阶段常用的两大类药物：第二代抗精神病药和情绪稳定剂。我告诉她，由于她有思维分裂、解离和多疑的症状，因此抗精神病类药物似乎更可取。我建议我们先试用鲁拉西酮，因为根据我的经验，它对 P 女士指出的许多症状都有显著效果。我们还讨论了这种药可能的副作用。

在掌握了我可以提供给她的所有药物信息后，P 女士同意每天睡前服用 20 毫克的鲁拉西酮，一周后我再对 P 女士进行药物评估。我还向她提供了我的手机和家庭电话号码，并说明如果她在此期间出现明显的副作用，她可以给我打电话。在后续会面中，早期迹象很鼓舞人心。她告诉我，她不像之前那么频繁地发怒和出现其他情绪不稳定了。她开始感到前所未有的平静，并注意到她的多疑和自残的冲动有所减少。药物的最初效果给人带来了希望，但现在确定这种剂量对她所有症状都有益还为时过早。她继续服用了三周同样剂量的 20 毫克鲁拉西酮，然后她和我重新评估了她的状态。在此期间，她的大部分症状都逐渐改善，包括轻度至中度的怀疑和思维分裂减少，并且没有再出现分离发作。一个月后，P 女士报告说她的症状与上次治疗相比没有明显改善，因此我们将鲁拉西酮的剂量增加到每天 40 毫克。

在接下来的三个月里，我们看到这个剂量对 P 女士的症状来说似乎是最佳的，而且她没有出现明显的副作用。她的心理治疗师也认为她的症状和她在治疗中和治疗外的工作能力都得到了显著改善，而且似乎没有任何理由改变她正在服用的药物或调整其剂量。

这是一个患者的案例，该患者被明确诊断为边缘型人格障碍，并且没有共病发生。在我的实践中，这样的患者是罕见的。大多数边缘型人格障碍患者同时患有另一种或多种疾病，通常是重性抑郁发作、ADHD 或物质使用障碍，这些疾病都会使治疗复杂化。这个案例的主要目的是说明在治疗边缘型人格障碍患者时，结合使用药物和心理治疗是多么重要。它还展示了精神科医生和心理治疗师的协作：精神科医师开具药方，治疗师则提供心理治疗干预。

当其他疾病与边缘型人格障碍同时发生时，如果有用药指征，那么使用的药物取决于同时发生的疾病的性质和边缘型人格障碍药物治疗的阶段。例如，如果边缘型人格障碍和 ADHD 共病，在大多数情况下，特别是在存在认知障碍的情况下，有必要在开始使用哌甲酯或苯丙胺类药物前，使用如罗舒达或安立复的 SGA 药物稳定其他症状，这将显著降低激发边缘型人格障碍症状的可能性，如果重性抑郁发作是共病，并且处于轻度至重度水平，那么通常适合同时使用 SGA 和适当的抗抑郁药开始治疗。

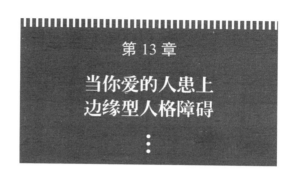

第 13 章

当你爱的人患上
边缘型人格障碍

　　如果你的配偶、兄弟姐妹、父母、子女或朋友患有边缘型人格障碍，那么你应该非常了解他们在人际关系上，特别是与最亲密的人的关系中所面临的困难。那些无端暴发的愤怒、喜怒无常、不可理喻的冲动和难以捉摸的行为可能会严重损害患者的重要关系。任何尝试解决问题的合理行为经常都会变成一场情绪高度激动的战斗。如果他们无法有效地讨论分歧，那么关系是难以维系和改善的。

　　边缘型人格障碍患者的家人和朋友通常最后都会感到焦虑和沮丧。他们试图安抚患者，但是在超出正常耐心的极限时，他们就会生气。当他们得知可以获得有效治疗且他们能帮助患者时，大多数人都会松一口气。近来，边缘型人格障碍领域取得了两项最重要的进展：一是研究了不同家庭教育和治疗的有效性；二是以患者为主导的组织机构的发展。

从内部了解边缘型人格障碍

为了帮助边缘型人格障碍患者，最大限度地减少这一疾病对家庭其他成员的负面影响，我们要尽可能多地了解该疾病及其对患者的影响。本书的大部分致力于从临床角度描述当前关于边缘型人格障碍的知识。但对于从外部看待这一疾病的家人和其他人来说，了解你们爱的人如何看待他们自己也很重要，这样才能尽力支持他们并认可他们的困难。

沙伦·格利克·米勒的研究

1994年，佛罗里达大学精神病学系的心理学家沙伦·格利克·米勒（Sharon Glick Miller）发表了一项研究。该研究在一年时间内，对10名边缘型人格障碍患者（8名女性和2名男性）展开了一系列90分钟的访谈，因此获得了患者的生活历史叙述。之后，她仔细分析数据并得出结论：这些患者的自我报告高度一致，但在某些重要方面与典型的临床描述不同。

她发现，尽管临床医生将这些患者描述为有身份认同问题，但患者似乎感觉自己有缺陷。患者称，他们使用的策略（例如外观改变）可能看起来像身份认同问题，但其实他们主要是为了让自己感觉更好。患者还表示，他们不容易向治疗师或其他人敞开心扉，因为他们已经料到不会被认同，并且他们宁愿看起来缺乏身份认同，也不愿去证实自己有认知缺陷。

患者认为自己并没有生病，只是过着不断与绝望抗争的生活。这是他们看待命运的中心主题。

大多数患者称，无论他们取得多少成就，都会感到孤独和不适。有一些患者从儿童时期就感觉如此，而另一些患者则是从青春期开始。大多数患者不知道他们为何有这种感觉，但其中有两名患者认为是家庭问题导致的，还有一名患者则认为是因肥胖而遭到歧视导致的。但他们都感到非常痛苦和绝望，甚至都说不想活了。

应对策略

这些患者各自制定了多种应对策略，以减轻他们深深的痛苦和绝望。哪怕仅有一线希望，他们始终还是期待着，能有帮助他们的策略。主要的应对策略是尽可能地使自己与这些感觉隔绝或分离。如果这些策略没能取得成效，许多人就会使用酒精和药物。除非感到抑郁和绝望，他们会将卧室或公寓视为避风港。在这些时候，有些患者意识到，他们独自待着是危险的，因为他们有种强烈的伤害自己的冲动。

社交情境通常会让他们感到非常焦虑和不适。这导致他们要么花费大量精力，采取策略适应这些社交事件，要么就逃避这些社交场合。

患者很少使用的一种潜在的应对策略是使用社会支持。他们始终宣称，由于害怕被拒绝并被视为负担，他们不会向家人、朋友甚至治疗师敞开心扉谈论自己的感受。不过，不向他人袒露他们内心的挣扎又导致他们更加感到被孤立。

他们对与治疗师分享负面感受感到矛盾。如果不分享，他们可能会被视为不积极治疗；但分享的话，负面感受则可能表示治疗没有进展，所以他们压力会更大，甚至不得不住院接受治疗。他们将住院看作一次喘息机会，不用与绝望感不断斗争，也不用一直盼望着离开人世。一旦危机结束，他们便希望出院。他们知道，自己不能经常提及自己的自残想法，因为这可能导致不想住院时被强制住院。

敞开心扉的重要性

这项研究的一个重要发现是，与其他情况相比，边缘型人格障碍患者在研究环境中更愿意敞开心扉，因为他们的陈述不会受到质疑。这使他们相信，研究人员比他们的家人、朋友甚至他们的治疗师更理解他们。他们认为自己正在与研究人员合作，因为这些研究人员是自己问题领域的专家，能帮助他们减少在依赖问题上的冲突。

我希望这些患者的观点可以帮助你更好地理解和处理你和患者面临的许多问题。当然，没有任何一个单一观点能够充分概括他们身患边缘型人格障碍的全部经历。但是很明显，多关注他们、仔细聆听他们的声音是非常有裨益的。在初始阶段理解他们的感受和观点是该过程中重要的一步。你的最佳反应可能只是"我明白那种感觉一定很痛苦"，但认可他们的痛苦比忽视它更有帮助。请记住，让患者知道你理解他们的想法或感受，并不意味着你同意他们的理由。

家人的视角

越来越多的证据表明，家人持续的关心对边缘型人格障碍患者的治疗极为有益。但是，现今几乎无法获得任何有关患者家人的感受和经历的信息。换言之，家有边缘型人格障碍患者是怎样一种感觉？

如大家所知，我家有一个患有边缘型人格障碍的妹妹——丹尼丝。我试图准确地报告我自己、我母亲以及另一妹妹的一些看法和经历。但是，这样的描述价值有限。我的记忆是否准确？我的回忆在多大程度受到我与丹尼丝这些年来的许多情感经历及失去她的痛苦的影响？此外，并非所有边缘型人格障碍患者都有相同的症状，且症状的严重程度也不一样。这就意味着不同患者的家人会有不同的经历。

因此，我认为有必要回顾为数不多的相关研究，以了解边缘型人格障碍对家人的影响和家人对该疾病的认知。

冈德森和李的研究

1997 年，哈佛大学麦克林医院的约翰·冈德森和李均（Kyoon Lyoo）发表了一项研究，该研究比较了 21 名患有边缘型人格障碍的年轻女性与其父母对家庭的看法。这项研究有两个主要发现。

首先，这些女性比其父母更消极地看待她们的家庭环境和家庭关系。具体而言，与其父母相比，她们感受到的家庭的凝聚力更小，冲突更多，没那么有条理，家人也没那么会表达，对独立行为的支持更少。

与女儿的看法相比，父亲们通常认为自己的家庭更健康，冲突更少，更支持独立。尽管父亲们这么想，但他们的女儿对父亲的否定比对母亲的否定要多，她们认为自己与父亲的关系淡薄。此外，女儿们认为父亲的价值观（如诚实）和规则（如穿着整齐地吃饭）与他们的行为不一致，并且常常与他们的行为背道而驰。

其次，父母双方都认为与患有边缘型人格障碍的女儿关系较差，特别是在表达情绪、完成任务和清楚地沟通方面。父亲与母亲的看法总是更加一致，而他们与女儿的看法则并非那么一致。有趣的是，女儿认为父母双方在情感投入方面都较少。

冈德森和李均得出结论，评估边缘型人格障碍患者的父母的养育质量时，同样重要的是要了解其父母和兄弟姐妹的观点。"我们认为，临床医生需要警惕 BPD 患者对父母的中伤，他们应该采取积极措施来聆听和考虑父母的观点。"

患有边缘型人格障碍的母亲对孩子的影响

边缘型人格障碍患者对其孩子的影响是本章讨论的另一关键方面。蒙特利尔的麦吉尔大学儿童精神科医生玛格丽特·韦斯（Margaret Weiss）和她的同事在 1996 年发表了一项研究，该研究对两类小孩做了比较研究。其中，21 名小孩的母亲患有边缘型人格障碍，23 名小孩的母亲患有其他人格障碍。以下是一些背景信息：边缘型人格障碍患者的一级亲属有 15% 的可能患上精神障碍；抑郁和酒精中毒是该组中最常见的诊断；此外，约有 10% 的边缘型人格障碍患者的母亲患有该疾病；在这项研究中，只有 24% 的原始样本中的边缘型人格障碍女性患者有孩子，这与其他研究的发现一致——边缘型人格障碍的女性患者生孩子的比例低于正常值。

这项研究表明，母亲患有边缘型人格障碍的孩子（边缘型组）比母亲患有其他人格障碍的孩子（对照组）患上精神障碍的要多得多。边缘型组中更常见的诊断包括边缘型人格障碍、注意缺陷多动障碍和破坏性行为障碍。

一个惊人的发现是，母亲患有边缘型人格障碍的孩子会更频繁地遭受创伤，但是这并没有增加他们出现精神紊乱的可能性（重要的是要确定这一发现是否可以通过适当抽样并对主要研究结果进行适当测量而得以复制）。最后，意料之中的是，研究发现，边缘型人格障碍家庭比对照组家庭更不稳定，更缺乏凝聚力和条理性。

该研究得出的结论是，边缘型组的孩子和母亲共有生物（遗传）倾向，并且家庭结构存在缺陷。这与有关边缘型人格障碍的生物学和环境风险因素的大多数其他研究结果一致（参见第 4 章）。

有关边缘型人格障碍患者的父母、孩子和配偶经历的可靠信息持续不足，可能是因为这类研究的变量太多，难以控制。我们迫切需要此类信息，这样才能确定边缘型人格障碍给所有相关人员带来的真正损失。但是，从轶事报告中可以合理地得出结论，边缘型人格障碍对家人造成的伤害相当大，并且应将其视为边缘型人格障碍患者治疗过程的重要组成部分。

其他有关边缘型人格障碍对家人和伴侣影响的观点

1998 年，保罗·梅森（Paul Mason）和兰迪·克雷格首次出版了《亲密的陌生人：我们如何与边缘型人格障碍者相处》，2010 年其修订版发行。梅森是一位经过认证的专业顾问，在边缘型人格障碍方面具有临床经验和教学经验，并发表了有关该疾病的一篇研究文章。克雷格是一名专业作家兼商人，她曾与一位边缘型人格障碍患者交往过。在他们的引言中，克雷格指出："大多数（对边缘型人格障碍患者家庭环境的）研究都是审视其他人如何对待边缘型人格障碍患者，而不是审视该患者如何对待他人。"

克雷格通过电子邮件、个人网站以及普通信件，与许多和边缘型障碍患者有关系的人建立了联系。克雷格和梅森根据这些信息，对边缘型人格障碍患者影响他人最常见的方式有了认识。例如，如果你与边缘型人格障碍患者有关系，则可能会内心受伤，并经历伊丽莎白·库伯勒 - 罗斯（Elisabeth Kubler-Ross）所说的受伤的"五阶段"：（1）否认；（2）愤怒；（3）讨价还价；（4）沮丧；（5）接受。

该书还描述了其他你可能经历过的常见反应，包括困惑、失去自尊、感到被困和无助、退缩、感到罪恶和愧疚、养成不良嗜好、与他人隔绝、过度警觉和身体疾病、接受边缘型人格患者的想法和感觉及相互依赖。即使这一长串边缘型人格障碍患者身边的人所描述的问题，可能也无法真正描述患者身边的人所遭受的痛苦之深。边缘型人格障碍患者会经历不同的症状且严重程度不一，并且他们对自己症状的反应也各异。有些患者比其他人更生气、更有报复心；有些患者不那么愿意为自己的问题寻求帮助，并将这些问题归咎于其亲戚或伴侣。因此，你与边缘型人格障碍患者相处的经历很可能与其他人的经历既有相似之处又各不相同。

该书的第二部分提供了许多应对策略，包括边缘型人格障碍患者没有承担相应责任、没有寻求帮助却持续将他们的问题继续归咎于其他人时所需要的应对策略。

作为此类信息为数不多的来源之一，该书在受到边缘型人格障碍患者影响的人群中引起了重大反响，这属于意料之中。如果患者对这一疾病缺乏了解且不愿意寻求帮助，那这本书则尤其会引起患者身边的人的积极共鸣。

尽管父母、兄弟姐妹和配偶遭受了深深的痛苦，但除了边缘型人格障碍患者自己外，遭受最多痛苦的似乎是边缘型人格障碍患者的孩子。多年的经验告诉我，我可以提供的减轻痛苦的最有用的建议是，努力说服你所爱的人去接受治疗，尽可能多地了解这一疾病和如何应对疾病症状，找到并加入一个合适的支持小组，对自己好一点，并尽可能多地支持其他受到影响的人。

家人的十项准则

显然，边缘型人格障碍患者的亲属面临许多困难。许多家人和伴侣对患者感到非常愤怒并因此怨恨患者，而这与他们对患者的共情和想要帮助患者的愿望相矛盾。你可以通过以下十项准则帮助你生活中的边缘型人格障碍患者更好地掌控生活。在此过程中，这些行动也将对你有很大帮助。

1. **获得知识**。知识真的会给你带来优势。理解你爱的人正遭受着如糖尿病、心脏病或高血压一样的真实疾病的痛苦，这一点很重要。因为这种疾病会影响大脑中控制情绪和行为的神经通路，所以尽管可能也存在一些身体症状，但你看到的只有行为症状（更多有关信息请参见第 1 章）。而大多数人更容易接受身体症状而不是行为症状作为疾病的征兆。但是，如果你仔细思考一下，就没有理由认为像大脑这样复杂的器官遭受行为症状疾病的可能性会小于其他会导致身体症状的器官。最新研发的医学技术证明了边缘型人格障碍患者的大脑结构和功能异常，同时也证实了这一结论（参见第 7 章）。

认识到边缘型人格障碍患者并不是因为他们的行为才患上这一疾病，并且认识到他们患上这一疾病也不好受，这一点也很重要。你不妨想象一下，当你受到内部力量的摆布而无法控制，并且这还给你带来了极大的情绪痛苦，使你面临重大的生活问题时，你会是何种感觉。

在帮助患者及你自己的过程中，关键的第一步是要尽可能多地了解边缘型人格障碍的症状和本质，以及疾病严重发作的具体原因。

2. **保持冷静**。当患者病情发作时，尽量保持冷静，因为你的愤怒通常只会加剧问题，但同时也要关注患者。尽管患者所表达的感受似乎有点夸张而不恰当，但是你要理解他们经历这些也不好受。当然，这并不意味你需要同意他们的感受，也不表示你认为这些感受导致的行为是合理的。如果你听听他们的感受，他们所经历的痛苦以及他们在处理这种痛苦时遇到的困难，这会让他们感到宽慰。请记住，即使你受到攻击，你也不必捍卫自己，也不必亲自为他们制定解决方案，哪怕他们有自残想法。

你应该允许并鼓励患者努力使他们的反应水平与当前情况保持一致。这可能需要给他们一点时间来整理自己的心情。这样，你们才能更加冷静和合理地讨论有关问题。

此外，你可以自由坦率地表达自己的感受，但也要适度。最新研究表明，与漠不关心相比，体贴关心患者效果更好，因此请你对他们保持关注。

3. **获取专业帮助**。如果你的家人患有边缘型人格障碍，但是却未寻求专业帮助，你应强烈敦促他们这样做。你可以通过使用第 9 章中的策略来促使他们寻求最佳帮助。你可能需要安排第一次（跟医生的）预约，做好这一必要的初步工作。如果你同意与患者一起去，这也是很有帮助的，尤其是当患者认为你是造成他们问题的主要原因时。如果患者不同意让你一起去，那么你也不要执意随同前往。

如果边缘型人格障碍患者拒绝寻求专业帮助，你可以把这本书送给他们，并请他们阅读引言和前两章。这可能帮助他们充分了解自己的潜在问题，从而同意去看精神科医生。

还有一些边缘型人格障碍患者则坚决拒绝帮助，这是一个大问题。美国国家边缘型人格障碍教育联盟（NEA-BPD）的创始主席佩里·霍夫曼（Perry Hoffman）博士受我邀请，在此提出了一些建议。NEA-BPD 是一个针对边缘型人格障碍患者及其家人的倡导团体（请参见本书中吉姆·霍尔和黛安·霍尔所做的推荐序）。她说：

> 我认为，解决此问题的最佳方法是接受你自己无法促使你爱的人接受治疗。时机对于患者"敞开心扉"听取他人的想法很重要。但底线是，作为家人你无须对此感到内疚，并能理解自己并没有强大到能保证实现这一目标。在此基础上，看着自己爱的人遭受边缘型人格障碍的巨大痛苦时，你也应为自己寻求帮助和支持。

4. **坚持参与治疗项目**。患者接受治疗后，你应鼓励他们定期参加治疗，按处方吃药，适当饮食、锻炼和休息，并参加健康的娱乐活动。如果他们存在酒精或其他药物成瘾问题，你应该坚决支持他们完全戒除这些物质，并鼓励他们定期参加治疗项目或如嗜酒者互诫协会等自助团体。如果患者酗酒和滥用药物或毒品，那几乎没有希望可以改善边缘型人格障碍的症状。你必须坚持不懈地尽一切可能帮助减少这种行为的危险，而不是允许这种行为。

5. **预先制定应对破坏性行为的对策**。对于反复出现并带来问题的破坏性行为（酗酒和药物滥用、身体自残行为以及过度消费和赌博等）的现实后果，你应该要有清醒的认识（甚至可以明确写出来）。另外，你要事先想出应对自残威胁的最佳方法。

这些行为通常是由压力事件引发，因此需要确定这些压力事件是什么，并且需要制订清晰的计划，以更恰当、更有效地应对这些情形。这样的计划最好在治疗师的帮助下制订。你应鼓励并支持患者采取后续行动，从而能始终如一地执行计划。

经验表明，如果你对患者的恰当行为做出积极回应，将鼓励他们采取新的、更成功的方式来应对压力大的情况，而且这还可以减少导致其他问题的不当行为的发生。发出最后通牒仅应在所有其他方法均告失败时使用。

6. **保持积极乐观**。你应对治疗的最终结果保持积极乐观，尤其是当你爱的人遇到挫折时。在边缘型人格障碍的治疗过程中，症状消失或减轻的时间通常会越来越长，但中间会出现症状突然发作。随着时间的流逝，可以找到复发的具体原因，例如分离、家庭聚会和生活变化。一旦知道这些导致症状复发的事件，你就可以提前预料到病症发作，然后采取措施帮助患者形成其他更具适应性和有效性的反应代替之前的行为。偶尔有治疗师参与的家庭会议也可能帮助弄清楚复发的原因，并确定预防复发的新方法。

7. **记住：信息就是优势**。如果你所在的社区提供有关边缘型人格障碍的教育，如 DBT 家庭团体治疗学习，请参与其中。你应该尽可能多地了解边缘型人格障碍及你在治疗过程扮演的角色，这一点非常重要，对你和患者都有益。

如果你的社区中有活跃的边缘型人格障碍家庭支持团体，我支持你加入。毋庸置疑，边缘型人格障碍患者的家属所面临的问题和挑战与患者本人所面临的问题和挑战不同。听取与你有相似故事和问题的其他人的声音，学习保持和增强自己幸福感的技能，并发展支持网络对你有很大帮助。参加这样一个团体可以让你的感受和担忧合理化，并且你会找到应对自己面临的特定挑战的新方法。与处境相似的其他人一起努力是更多地了解边缘型人格障碍的非常有效的方法，它能给人带来很大的宽慰。最后，一旦你对此感到自在，与真正了解情况的其他人分享想法、感受和问题，对你而言将是非常有帮助和促进意义的经历。

8. 加入一个面向非专业人士的倡导组织。 如果你所在社区有面向非专业人士的边缘型人格倡导组织的地方分会，请认真考虑加入该组织。你将从中获得大量有关边缘型人格障碍及你可以采取哪些措施来帮助你的家人和你自己的新信息，并获得他人对你的付出的感同身受的支持。如果你所在的地区没有这样的团体，你可以考虑与你遇到的其他患者家属一起成立一个团体，还可以考虑加入边缘型人格障碍的某个国家级倡导团体。你可以在网上找到一个或多个有关面向非专业人士的倡导团体的信息：如 NEA-BPD 和美国国家人格障碍治疗与研究发展协会（TARA）。

9. 鼓励患者承担责任并自我成长。请记住，边缘型人格障碍者要为自己的行为和生活负责。尽管有时会很困难，但对你来说，让患者有机会通过承担合理的风险，尝试新的行为，这一点很重要。同样重要的是，你要帮助他们对旧的破坏性行为的后果负责。

从长远来看，过度依赖家人和朋友并无益处，所以你要谨防患者过度依赖你们的倾向，但是取代过度依赖的不应是立刻完全不依赖家人和朋友。在压力很大的情况下，你可能会提出或接受患者与家人分开的提议。通常，如果患者这样做，他们将在某个时候回来寻求帮助，并且他们只会不断重复这一循环而无法受益。因此，你应该与他们保持互动，并逐步帮助他们建立更加成熟的相互依赖关系，这样的益处多得多。

10. 照顾好自己。最后，请始终记住，仅靠你自己一个人，无法拯救你患有边缘型人格障碍的亲人。根据我与妹妹丹尼丝的亲身经历（参见第 2 章），我可以向你保证，根据你所拥有的信息，尽力而为是你唯一能做的。另外，请花些时间满足自己的需求。这样，当你所爱的人最需要你的帮助时，你能提供帮助。

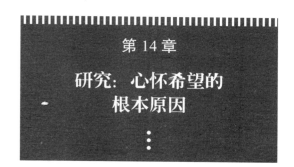

第 14 章

研究：心怀希望的
根本原因

对于边缘型人格障碍的发病率、病因、本质、治疗和预后，我们还有很多需要了解的，并且很明显，如果不大量增加这些领域的高质量研究，我们就无法得到我们想了解的知识。这些研究是那些虽然身患边缘型人格障碍，但是却仍然对过上更加舒适和卓有成效的生活满怀希望的患者的最佳动力。本章概述了当下有关边缘型人格障碍研究的主要问题和最有希望取得进展的研究领域。我还对边缘型人格障碍研究可获得的研究经费来源、这一领域的研究经费不足程度，以及你能为之做出的努力做了概述。

从何处获得研究信息

研究信息有两个主要来源。第一个来源是轶事报告，第二个是实证研究中的数据。轶事报告来自临床医生给患者看病或研究人员进行研究时获得的患者经历。其中一些临床医生在科学期刊上发表了他们非同寻常和颇具争议的发现。然后，这些信息可能会迅速传递给其他执业的临床医生，他们的患者可能很容易从这些发现中受益。轶事信息通常不代表他们所见患者的随机样本，不是系统收集的信息，不包含对照组，并且通常来说，这些信息更多的是定性的而非定量的研究。换言之，轶事报告不是真正意义上的研究，尽管它可能会对研究起到启发作用。

实证研究则采用了更为严格的研究设计，其中包括选择具有严格定义的特征并随机分配进入实验组或对照组的被试样本代表、设计精良和严格控制的干预措施的使用，以及使用工具对结果进行测量并对数据进行统计分析。大多数医学专家将这种实证研究视为判断研究结果的有效性及判断信息是否具有临床应用价值的"黄金标准"。在本书中，我会努力明确信息收集的方式，因为它会影响从其中得出的结论的可信度。

轶事报告的价值

轶事报告的价值不容小觑。医学文献中的临床观察常常提供有影响力的思想，并且这些思想奠定了实证研究的概念基础。例如，阿道夫·施特恩在1938年对他的"边缘型群体"患者的临床症状、心理局限性和对治疗的反应的临床观察所形成的轶事报告就非常重要（参见第 3 章），因为它影响了当时的临床医生的思想，并且影响了后来的实证研究工作的进行。

轶事报告还为我们在实证研究结果发表之前尽最大努力照顾患者提供了有用的信息。如果没有从其他临床医生处获得的轶事传闻，我将无法为我的患者提供如此多的帮助。我还认为，我已经提交发表的那些轶事报告，例如我、约翰·布林克利和伯纳德·贝特曼一起发表的关于边缘型障碍患者小剂量使用神经安定剂治疗的报告（参见第 10 章），在对这些想法进行对照研究测试之前，对其他医生、患者和研究人员具有一定价值。

实证研究的必要性

单凭轶事报告并不能使我们的知识达到所需程度。我们必须通过实证研究严格检验那些结论具有一致性且可信的轶事报告。我们现在掌握的有关边缘型人格障碍的许多知识都来源于此类研究。这类研究如此重要是有原因的。

在临床研究中，最有效的研究结果取决于使用随机分配的研究被试来确定哪些被试将接受测试干预，哪些被试将作为对照对象。此外，如果两组被试都是从普通人群的适当样本中随机选择的，则结果较少受到随意抽样偏差的影响。

为了最大程度减少受研究人员或被试偏见的影响，大多数实证研究使用了对照组和双盲法。双盲法意味着被试和研究者都不知道被试属于实验组还是对照组。

可靠的研究应使用恰当的工具，以准确定义参与其中的研究群体并有效衡量所有关键结果。研究人员对所得结果进行仔细的统计分析，从而提供知识给医生们，医生们再依据这些知识行医。

动物研究也能使研究人员更好地了解与边缘型人格障碍患者的紊乱行为相关的大脑系统。从直觉看，我们似乎认为，动物研究不能为我们提供像边缘型人格障碍这样复杂的人类临床问题的重要信息。然而，控制许多动物行为的大脑机制，也从人类祖先中经过进化保存在人类大脑中。这使得研究人员能够用动物研究的方式，研究与边缘型人格障碍有关的解剖学、生理学和生物化学过程；如果不用这种方式，研究人员则无法获得这些。

动物研究非常关键的另一原因是，通过微创和无创技术（例如脑成像研究），可以确定患者的哪些基本生物学过程应该受到评估。动物研究还使研究人员在进行人体试验之前，得以评估针对边缘型人格障碍的新药理治疗的有效性和安全性。

我们从研究中获得了什么

在整本书中，我既使用了大量来自轶事报告的信息，也使用了大量来自实证研究的有关信息，并对二者进行了清晰阐述。我在本书中提供了如下信息：普通人群中边缘型人格障碍的发病率、最有效和可靠的诊断标准、目前我们对儿童边缘型人格障碍及其治疗的理解、对该疾病的生物学基础的理解、导致该疾病的遗传及环境风险因素、该疾病的典型病程和预后。我还详细讨论了该疾病治疗的最新变化及经测试后得出的最佳药物和心理治疗方法等重要信息。

如果没有研究人员做相关研究以更好地了解边缘型人格障碍，我们几乎就无法得到这些信息。但是，正如大家所知，我们的知识尚有许多空白需要填补。不幸的是，需要回答的问题超过了合格的研究人员数量和可获得的研究经费。因此，我们至少需要三方面的持久策略帮助我们进一步研究：（1）我们必须将当前可用的资源集中在最紧迫且最有可能获得巨大回报的问题上；（2）我们需要增加边缘型人格障碍领域的高质量研究人员的数量；（3）我们需要增加可供他们使用的研究经费来支持他们的研究。

最有前途的研究领域

在边缘型人格障碍领域，有许多研究方向非常有前途。以下八个领域我觉得尤其值得关注。

1. 开发技术以提升边缘型人格障碍患者及其家人的意识。

2. 更具体地确定疾病的基本症状（内表型症状——与具有明确遗传性、稳定而可测量的脑功能相关的症状）的遗传程度，例如情绪敏感性的增强和减弱症状。

3. 更具体地确定药物和心理治疗干预措施及其组合对疾病特定症状的功效。

4. 更精确地确定导致该疾病的内表型症状的具体神经通路、回路和网络。

5. 改进对该疾病的检测，使其能比当前检测更准确地定义疾病并更具可复制性。

6. 改进该疾病的诊断分类，使其更有助于了解和测试该疾病的基本性质及其治疗。

7. 在不同治疗情况下对病程进行描述。

8. 进一步阐明其遗传、后天和环境风险因素。

以下是这些主题的部分示例，以让大家对未来研究有所了解。

边缘型人格障碍的发病率

截止最近可获得的最佳信息表明，普通人群中边缘型人格障碍的患病率约为 2%，男女患病比率为 1∶3。但是，这些估算是基于有限数量的研究得出的，且这些研究所使用的方法各异，并且许多研究使用的方法不符合当前的标准。最近，更广泛的、使用当前的研究方法进行的研究表明，普通人群中边缘型人格障碍的患病率约为 6%，并且可能不存在性别差异。从精神障碍人群调查中新获得的6% 的边缘型人格障碍患病率可能仍然不准确。从事大规模人口调查的研究人员面临的主要问题之一是，有许多人患有边缘型人格障碍但他们极力否认这一事实。尚不清楚这些人的数量，但我们怀疑数量很大。在这种情况下，现在可获得的患病率数据低估了真实的患者数。

准确的患病率数据可以为向边缘型人格障碍分配临床护理、培训和研究经费提供依据，而且这一疾病带来的痛苦和给社会带来的其他损失都使得这些很有必要。正如本章下文所言，与普通大众中严重程度和患病率相当的其他疾病相比，用于边缘型人格障碍的研究经费比例很小，与这一疾病的影响不相匹配。

诊断策略

另一重要研究领域涉及开发一种对人格障碍进行分类的新概念模型。很显然，我们正在朝着以人格障碍的遗传、发育和环境、病因和病理生理学为基础的诊断策略方向发展。大部分精神障碍都使用这一诊断方法。边缘型人格障碍的行为领域包括情绪控制、冲动调节、认知、推理和联结。我们目前的分类诊断方法已经为我们服务了近 40 年，但是越来越多的证据显示，适当的以领域为基础的诊断方法将提高诊断的敏感性和准确性，并促进更有效和更有针对性的治疗和研究。通常认为这是关于边缘型人格障碍研究最具成效且最有必要的领域之一，这也是 DSM-5 的第三部分大幅讨论的话题。

病程

我们需要更多的研究来更准确地界定边缘型人格障碍从婴儿期到老年期的各个发病历程。每个患者的病程都不一样，因为这一疾病取决于每个人一生中所面临的特定生物学和环境风险因素。深入研究具有类似风险因素的人群并确定他们最可能的病程，是一项艰巨的任务。但是，如果我们要具体回答患者及其家人最常问的"我未来将会怎样"这一问题，那么这项工作是必须要做的。

遗传策略

从遗传方法角度研究边缘型人格障碍，可以帮助确定该疾病的生物学和环境风险因素中的个体差异，及这些因素所带来的危险程度。如果我们要准确地评估一个人所经历的边缘型人格障碍的特定行为领域的严重程度，并确定针对这一患者（而不是另一症状完全不同的患者）的最具体而最有效的治疗方式，那么区分这些个体差异非常重要。

现在大家知道，边缘型人格障碍似乎是许多遗传风险因素导致的。边缘型人格障碍遗传性风险因素基因库中的若干遗传风险因素存在就会导致该疾病发生。因此，我们发现该疾病症状的类型和严重程度因人而异，并且这种差异很大。他们可能携带不同的遗传模式，而这些模式会使他们具有患上该疾病的风险。

最终我们不仅需要确定边缘型人格障碍的所有遗传风险因素和每种因素的风险程度，还需要了解这些因素的不同组合如何运作，以及它们如何与环境风险因素相互作用。

环境风险因素

我们知道，具有边缘型人格障碍生物学倾向的儿童在特定的环境因素下，患上该疾病的可能性会增大（参见第 4 章）。但是，关于环境因素对患上边缘型人格障碍的影响还有许多重要问题需要进一步研究。例如，某些环境风险因素是否比其他因素更为严重？具体来说，哪些环境因素更可能产生后天影响，即增加或减少导致该疾病临床症状的风险？

环境风险因素如何影响大脑功能

我们开始了解环境因素如何通过后天过程改变大脑回路（参见第 4 章）。更具体和更先进的研究将为我们提供信息，让我们知道哪些环境风险因素最有可能对边缘型人格障碍的特定症状和内表型产生有害影响。同样重要的是要知道是否存在关键的发育时期，在这一时期，具有边缘型人格障碍遗传倾向的儿童因为后天活动水平的原因，最容易受到负面环境的影响。

边缘型人格障碍的神经生物学基础

对边缘型人格障碍的核心领域的行为进行准确定义为我们开辟了新的研究领域，包括研究最终控制该疾病相关行为的大脑机制和过程的解剖学、生理学和生物化学研究。神经科学和现代生物医学技术（例如脑成像技术）的最新发展已经在该领域取得了重大进展。例如，各种各样的大脑神经影像学技术已经显示，边缘型人格障碍患者的特定大脑区域的结构和功能发生了变化，并将这些大脑变化与情绪失调和冲动等特定行为领域联系起来。我们需要更多地了解与边缘型人格障碍的每种特定症状相关的大脑通路。利用这些现有的知识和方法做进一步研究将极大地促进该领域的研究。

治疗

随着上述研究领域知识的增加，我们将发现比现在多得多的更具体、更有效的边缘型人格障碍治疗方法。例如，我们将准确了解在哪些情况下应使用药物治疗，以及每种情况下哪种特定类别的药物最有效（请参见第 10 章）。然后，我们可以更迅速地使用最合适的药物应对患者的具体症状。这需要在轶事报告和对照实验的基础上，对给我们带来希望的不同种类的可用药物进行更多的对照研究，并在研究方法上创新。

目前，边缘型人格障碍患者正在使用许多不同的心理治疗方法，但是关于使用这些技术的具体适应证和有效性，我们几乎没有确凿的数据（参见第 11 章）。如果要为患者制订最有效、最全面的治疗计划，则必须获得这些数据。约翰·利夫斯利、贾恩卡洛·迪马乔（Giancarlo Dimaggio）和约翰·F. 克拉金（John F. Clarkin）最近提出了整合模块疗法（参见第 11 章），该方法最有可能提升针对边缘型人格障碍患者的心理治疗的干预效果。但是，在 IMT 能够取代现有的治疗方法之前，需要进行大量的开发研究。

我希望你从本节获得的信息是，如今已有许多重要的边缘型人格障碍的研究领域。这些研究将提供许多重要信息，让你的生活更加美好，但问题是，为什么没有进行更多的这样的研究？

哪些因素决定了边缘型人格障碍的研究

大多数人不清楚在美国进行医学研究的流程是情理之中的事。那些真正明白的人要么自己本身就是研究者，要么就患有某种疾病，要么与患有某种疾病的人密切相关。

实际上，医学研究系统的运作很简单。某一领域的医学研究的多少取决于以下因素。

1. **该疾病的相对重要性。**有关心脏病和癌症的研究要多于影响人数更少且对生命威胁程度和破坏力更小的疾病的研究。但是，某些疾病的研究经费会比根据其患病率、严重程度和社会重要性所预计的多一些或少一些。这意味着其他因素也很重要。

2. **从各个来源获得的该领域研究经费总额。**无论某一研究领域多么重要，如果经费不足，学术研究人员都无法将时间和才能投入到这一领域。

3. **来自受疾病影响的人和家庭的基层支持的多少。**有的患者和家庭单独采取行动，有的则是加入面向非专业人士的倡导团体。已经证明，倡议是增加研究经费及引起医学界对需要关注领域的注意极为有效的手段。例如，我们可以参考下倡导团体对美国艾滋病研究经费的影响。

4. **从认知上认可该疾病具有可识别的生物学基础，是"真实存在的"疾病。**直到在精神分裂症和情感障碍领域出现此类证据，与这些疾病相关的污名才开始减少，研究经费和支持服务才得以增加。NEA-BPD 和 TARA 这两个倡导团体的领导人和成员，有效地帮助获得美国国家心理健康研究所和私人经费来源，以对许多边缘型人格障碍研究进行资助。

5. **学术机构中训练有素的研究人员的配备**。没有哪所大学或精神病学系有足够的经费来支持所有值得研究的领域的学术工作。因此，领导层将有限的资源集中在其大学具有优势的领域，以及对研究经费的需求最大、潜力最大的领域。如果边缘型障碍领域的高质量研究基金申请太少，那么原因之一就是经费太少，无法吸引部门主任和聪明的年轻研究人员加入该领域。

边缘型人格障碍研究经费现状

如上所述，美国主要有两个经费来源用于研究边缘型人格障碍。大多数经费来自 NIMH，这是隶属于美国国立卫生研究院（National Institute of Health，NIH）的联邦机构。它提供了大部分可用于精神障碍临床和基础研究的经费。

而私立组织［如美国全国精神分裂症和情感障碍研究联盟（NARSAD）］也提供了一些经费。此外，新成立了一个名为"黑羊计划"的组织，其目的是增强对 BPD 的意识，并为 BPD 研究募集研究经费。

美国国家心理健康研究所

2001 年，科学期刊《生物精神病学》（*Biological Psychiatry*）上

发表了三篇重要的综述文章，这三篇文章描述了边缘型人格障碍研究的未来。精神病学家、NIMH 的前所长、哈佛大学教务长斯蒂芬·海曼（Stephen Hyman）在该期期刊的编者按中对这三篇文章进行了讨论，该讨论的标题为"边缘型人格障碍研究的新起点"。他谈到了一个问题：尽管边缘型人格障碍的患病率高且具有重要临床意义，但是 2001 年它仅占 NIMH 研究预算的 0.3%。他指出，边缘型人格障碍研究获得的 NIMH 经费如此之少，并非 NIMH 设置优先级的结果，而是由于边缘型人格障碍领域缺少高质量基金申请和训练有素的研究人员。海曼还推测，合格的研究人员可能会回避边缘型人格障碍领域，因为目前对人格障碍的诊断方法普遍存在争议。他认为，年轻的研究人员可能会很谨慎，不愿将他们的学术生涯投身于一个有争议的领域。

尽管缺乏训练有素的研究人员可能是一个问题，但现在这个问题没有 15 年前严重了。并且众所周知，研究人员会将注意力转移到那些有趣、富有挑战性、具有临床意义、能产出重要成果并且经费充足的领域。我在精神病学学术方面拥有 40 多年的经验，在这些年里，我很长时间都是精神病学系主任，负责指导年轻教员的研究事业。根据我的经验，这些因素在选择研究职业道路方面比选择的领域没有争议更为重要。实际上，许多顶级研究人员都被有争议的领域所吸引，因为这通常意味着这一领域有巨大的机遇。因此，我认为边缘型人格障碍研究不足的主要决定性因素是经费不足。

根据最近的报道，在过去 10 年中，NIMH 每年投入约 500 万美元用于边缘型人格障碍的研究。2016 年 12 月，美国国会通过了《21 世纪治愈法案》(21st Century Cures Act)，增加了 63 亿美元的医疗疾病基金，主要用于美国国立卫生研究院（NIH）预算。之后其中一些资金通常会分配给 NIMH。这些资金中约有 4 亿美元最终用于研究严重的精神疾病。不幸的是，NIH 未能将边缘型人格障碍定为严重的精神疾病，这一决定使边缘型人格障碍领域的研究人员没法获得这一特定基金。目前，国会正在采取行动，请愿 NIMH 将边缘型人格障碍指定为严重的精神疾病，从而使这一疾病也能够争得分配的 4 亿美元基金。考虑到这一疾病的早期发病、给人带来的困难以及对个人、家庭和社会的影响，这一举措似乎早就应该有且很有必要有。

为了阐明这种变化的重要性，有必要了解 NIH 的资金是如何分配的。NIH 研究基金通常分配给在 NIH 工作的内部项目研究人员和在美国范围内的 NIH 外部项目研究人员，这些外部项目研究人员通常在学术医学中心工作。来自各个研究领域（例如我前面章节所讨论的领域）的专家小组共同决定谁能从 NIH 获得研究经费，这被称为"同行评审系统"。它旨在为最有前途的研究基金申请提供经费。

私人研究基金会

大脑与行为研究基金会（之前被称为 NARSAD，即美国精神分裂症和情感障碍研究联盟）和黑羊计划是两个私人研究基金会，它们为对边缘型人格障碍感兴趣的研究人员提供额外的研究经费来源。黑羊计划这一组织旨在支持有关边缘型人格障碍七个核心领域的研究，包括该疾病诊断的可靠性和有效性、该疾病的遗传和环境风险因素的调查、该疾病的流行病学、神经生物学、药理学和心理治疗研究。（我是黑羊计划的首席医学顾问，这一职位的职责包括监督负责研究经费分配的七个专家委员会。）

大脑与行为研究基金会是一个久享盛誉的研究基金会，主要支持精神分裂症和情感障碍领域的研究。约 15 年前，其领导人已表明他们也有兴趣支持边缘型人格障碍领域的研究。

承认需要更多联邦和私人来源的经费用于边缘型人格障碍研究是一个充满希望的迹象，并且是以下三个因素的结果：（1）边缘型人格障碍现在被广泛认可为一种引起许多人类痛苦的盛行疾病，并且这一疾病具有明确的生物学基础；（2）针对边缘型人格障碍的具体、有效的药理和心理治疗方法已经取得了重大进展；（3）新近出现的面向非专业人士的倡导团体增强了公众、联邦、私营部门和学术带头人对边缘型人格障碍的了解和认识。35 年前也正是这些因素出现在精神分裂症和情感障碍领域，并大大增加了用于这两种疾病的研究经费，从而加强了对它们的研究。

你如何帮助推进有关边缘型人格障碍的研究

我已经在上文指出，边缘型人格障碍领域可获得的研究经费和合格的研究人员较少，与这一疾病的影响和严重程度不成比例。你可能想知道是否可以做些什么来帮助增加对边缘型人格障碍的研究，从而帮助你自己或你所爱的人。我们在上文提到，精神分裂症和心境障碍领域的经验表明，你对此的影响比你想象的大得多。我相信这一观点：非凡的成就是由有着非凡热情的普通人所创造的。

除了本书中我已提出的建议外，我想补充如下建议。

1. 加入一个面向非专业人士的边缘型障碍倡导团体，如 NEA-BPD 或 NAMI。

2. 如果有个人资金想捐出，请向这些组织和仅支持边缘型人格障碍研究的私人研究基金会捐款，例如 NAMI、黑羊计划和 BPDRF。如果你向 NAMI 或大脑和行为研究基金会捐款，请要求将这笔钱专门用于边缘型人格障碍的研究。

3. 如果你有充足的个人经费，请考虑支持专门致力于促进边缘型人格障碍临床护理、研究和培训的医学院捐赠讲席教授、设立教授职位或成立部门基金会。这些学校的精神病学系需要这些资源，以让教员投入时间参与护理和研究，从而使边缘型人格障碍患者及其所爱的人受益。简言之，需要更多的经费用于这一领域的医学生和住院实习医生的教育、培训及研究。

4. 写信给国会议员和参议员，并拜访他们。给 NIMH 和美国精神医学学会研究办公室写信也很恰当并有效。

你可能会认为，如果精神科医生和其他心理健康专业人员（尤其是学术机构的专家）提出加大对边缘型人格障碍的支持，那将会更加有效。我在学术医疗中心度过了我的大部分职业生涯后，开始认识到，专业人士的倡导只代表部分的成功。虽然学者们能够报告最新的科学进展和其他相关信息，但我们的求助请求不如直接受到该疾病影响的人们的请求那样真切和迫切。请不要低估你在这方面产生影响的能力，你的影响力是巨大的。

　　我们对边缘型人格障碍的症状、病程、生物学基础、原因和治疗的了解已经取得了很大进展，无知和悲观正在被知识和乐观所取代。特别鼓舞人心的是，医生和其他心理健康专业人士正在持续地加大对边缘型人格障碍的了解。现在当患有这种疾病的人出现难以诊断和治疗的情绪和身体症状时，医生更能做出正确诊断，并且在确诊后会更频繁地转诊给专门治疗这种复杂疾病的精神科医生和其他心理健康专业人士。非专业倡导团体和私人研究基金会、资源和研究资助机构特别关注边缘型人格障碍；它们的规模、影响力和能力都在不断增长，能为患者及其家人提供信息和支持，并提供更多的研究资金。

　　并非所有的精神科医生和其他心理健康临床医生都具有诊断和治疗边缘型人格障碍患者的经验且精通于此。然而，现在大多数社区中通常有一名或多名精神科医生、其他医生或心理健康临床医生接受过这方面的培训，拥有这方面的治疗经验并致力于此，能为患者提供重要帮助，甚至担任这一疾病的主治医师。通常你只需上网研究一下或致电当地精神科医生办公室即可获得这些专业人员的信息。例如，边缘型人格障碍资源中心和黑羊计划都提供有价值的就诊信息。

鼓舞人心的是，全世界有更多的医学科学家正在参与对边缘型人格障碍的许多不同方面的研究。研究人员们对这种疾病的发病率、原因和自然病程进行了研究。全球许多顶尖的学术医疗中心都在采用先进的研究技术对这一疾病进行研究，包括结构和功能性脑成像、基因研究、生化分析、复杂的神经心理学测试和治疗试验。尽管这些研究工作尚处于初步阶段，但它们已经产出了我在本书中描述的知识。

如果你患有边缘型人格障碍，或者如果你的家人或挚友患有此病，你应该对目前的研究充满希望，并对未来持乐观态度。我们现在对边缘型人格障碍有足够的了解，可以快速而显著地缓解许多困扰你的症状，并逐渐而持续地帮助改善其余症状和相关问题。现行的研究将带来更多的知识和更有效的治疗方法，并且有朝一日能帮助预防和治愈这一疾病。

你一定要继续努力，尽可能多地了解边缘型人格障碍。我相信你一定不会后悔。

Borderline Personality Disorder Demystified, Revised Edition:An Essential Guide for Understanding and Living with BPD

ISBN：978-0-7382-2024-6

Copyright © 2018 by Robert O. Friedel

Published by arrangement with Perseus Books LLC, a subsidiary of Hachette Book Group,Inc., through Bardon-Chinese Media Agency.

Simplified Chinese translation copyright © 2023 by China Renmin University Press Co., Ltd.

All rights reserved.

北京阅想时代文化发展有限责任公司为中国人民大学出版社有限公司下属的商业新知事业部，致力于经管类优秀出版物（外版书为主）的策划及出版，主要涉及经济管理、金融、投资理财、心理学、成功励志、生活等出版领域，下设"阅想·商业""阅想·财富""阅想·新知""阅想·心理""阅想·生活"以及"阅想·人文"等多条产品线，致力于为国内商业人士提供涵盖先进、前沿的管理理念和思想的专业类图书和趋势类图书，同时也为满足商业人士的内心诉求，打造一系列提倡心理和生活健康的心理学图书和生活管理类图书。

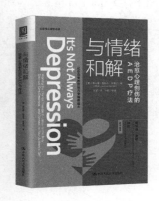

《与情绪和解：治愈心理创伤的 AEDP 疗法》

- 这是一本可以改变人们生活的书，书中探讨了我们可以怎样治疗心理问题，怎样从防御式生活状态变为自我导向、目的明确且自然本真的生活状态。
- 学会顺应情绪，释放情绪，与情绪和谐相处，让内心重归宁静，让你在受伤的地方变得更强大。

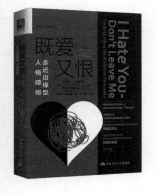

《既爱又恨：走近边缘型人格障碍》

- 一本向公众介绍边缘人格障碍的专业书籍，从理论和实践上都进行了系统的阐述，堪称经典。
- 有助于边缘型人格障碍患者重新回归正常生活，对维护社会安全稳定、建设平安中国具有重要作用。